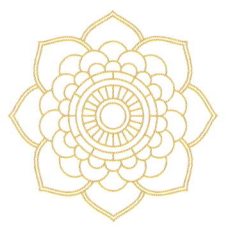

THE BOOK OF CHAKRA HEALING

차크라 힐링

리즈 심슨 지음, 천시아 옮김

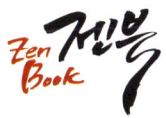

Dedication:
나의 아버지 제임스 알렉산더에게 이 책을 바칩니다.
(1927-2010)

THE BOOK OF CHAKRA HEALING

First published in 1998 by Gaia Books Ltd.

This edition published by Octopus Publishing Group Ltd.

Endeavour House, 189 Shaftesbury Avenue, London WC2H 8JY

Copyright ©Octopus Publishing Group 2013

Text copyright ©Liz Simpson 1998, 2013

All right reserved

Korean translation copyright ©2014 by Zen Book.
Korean translation rights arranged with Gaia Books Ltd.,
Through Eric Yang Agency

이 책의 한국어판 저작권은 에릭 양 에이전시를 통한 Gaia Books Ltd. 사와의 독점계약으로 한국어 판권을 '젠북'이 소유합니다.

저작권법에 의하여 한국 내에서 보호를 받는 저작물이므로 무단전재와 복제를 금합니다.

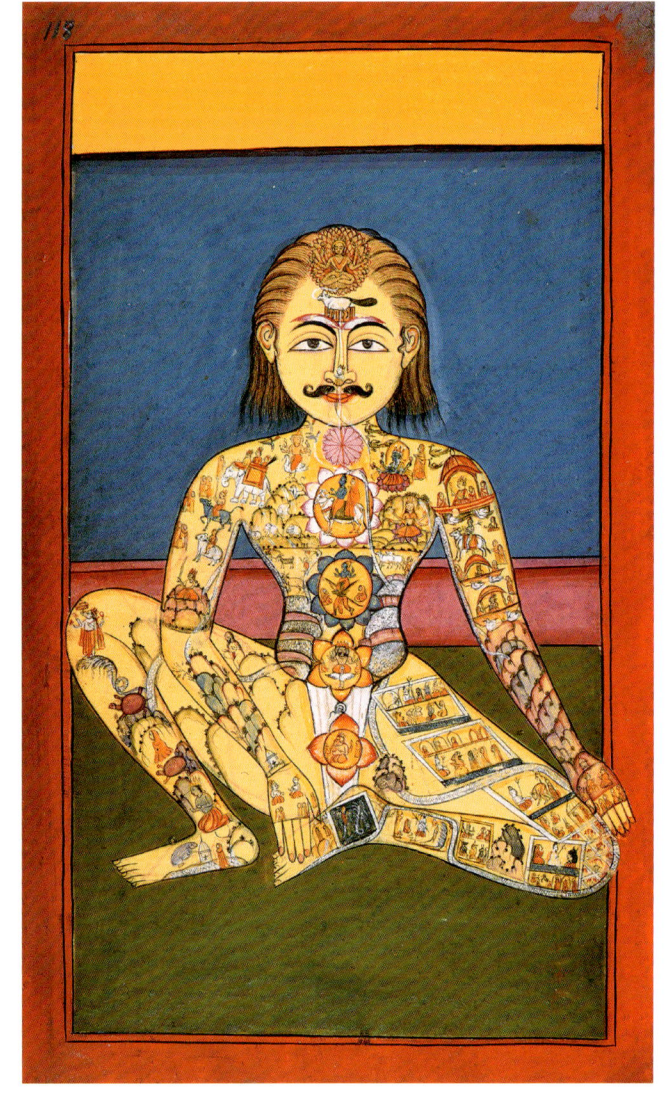

저자가 전하는 말

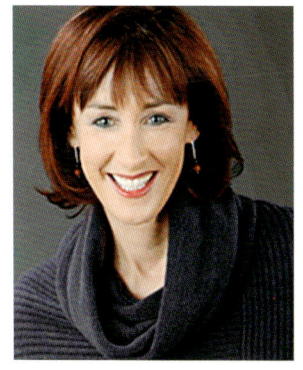

첫 책을 출간하고 14년이라는 시간이 흐른 뒤, 나는 '완전한 생명에 대한 균형'에 대한 이슈로 새로운 개정판을 출간하게 되었습니다. 우리는 계속해서 삶 속에서 균형을 찾아야 하며, 균형을 삶 속으로 들어오게 하도록 노력을 해야합니다. 삶의 패러다임들이 디지털 세계로 전환되면서 우리는 좀 더 깊은 생각을 해보아야 합니다. 그리고 단지 소셜미디어 뿐만이 아닌 자연과 영혼의 연결성을 기억해야만 합니다. 차크라라고 하는 형이상학적인 회전하는 에너지 시스템을 이해하는 것은 우리가 건강과 치유의 균형의 핵심을 유지할 수 있게 해주는 한 가지 방법입니다. 수 천 년 전의 힌두 경전들에는 우리의 몸을 통하여 아주 미묘한 에너지들이 들어오고 교환되는 차크라의 정확한 수를 언급해 놓고 있습니다. 시간이 흐른 뒤 일곱이라는 숫자는 차크라의 수로 널리 알려지게 되었으며, 각각의 차크라들은 우리 몸의 내분비계와 함께 일렬로 정렬되어 있었습니다. 이 일 곱의 주요한 차크라들이 완전한 균형을 이룰 때 우리 안에서 최적의 정신과 감정, 몸의 건강을 유지하는 것을 확인할 수 있습니다. 차크라가 막혀있거나 균형이 깨져있을 때 우리는 질병과 여러가지 문제들이 나타나는 경험을 합니다. 나는 여러분들을 여기에 나와 있는 내용을 통하여 여러분의 미묘한 에너지 시스템의 균형을 되찾기 위한 영감을 얻기를 바라며, 숨겨져 있던 자신을 발견하는 여행에 초대합니다. 이 책에 나와 있는 제단, 확언, 육체적 운동을 통한 요가와 명상법들을 이용하여 여러분 자신의 몸과 정신, 감정, 영적인 건강을 다시 찾는데 일생의 참고할만한 지침서 혹은 입문서가 되길 바라며, 여러분들만의 가치 있는 길을 가는 데 도움이 되길 바랍니다. 10만 명 이상의 전 세계의 독자들을 통하여 이미 그들이 경험했던 차크라 시스템의 풍부한 사례들과 실제적이고 포괄적인 지침들이 이 책에 나와 있습니다. 나는 이 책이 여러분의 삶에 더 큰 균형과 연결을 찾을 수 있도록 도움이 되기를 간절히 바랍니다.

리즈 심슨
Liz Simson

Contents

목 차

추천사

차크라에 대한 소개 ········· 8

영혼의 에너지 ········· 12

차크라 균형 ········· 20

차크라 상응 차트 ········· 30

뿌리 차크라(1ST) ········· 34

천골 차크라(2ND) ········· 48

태양신경총 차크라(3RD) ········· 62

가슴 차크라(4TH) ········· 76

목 차크라(5TH) ········· 90

제 3의 눈 차크라(6TH) ········· 104

왕관 차크라(7TH) ········· 118

차크라의 통합적 접근방법 ········· 132

용어해설

참고도서/ 관련기관

색인

옮긴이의 말

추 천 사

보안 대체 의학에 대한 관심은 지난 몇십 년 사이에 급격하게 증가하고 있습니다. 이러한 관심은 우리의 몸의 기능들에 대한 좀 더 깊은 이해와 그것들로부터 에너지가 어떻게 흐르는가에 대해 생각하게 되는 기회를 마련해 주었습니다. 이와 동시에 사람들은 미묘한 에너지 체계인 차크라 시스템에 대한 보다 큰 관심을 두기 시작했습니다. 이것은 우리가 지금까지 알지 못했던 해부학 부분에 대한 연관성을 밝히고, 우리의 건강을 증진하고 웰빙을 유지하는 데 사용이 될 것입니다. 요기들은 수 천 년 전부터 전인적 치유를 위해 차크라 시스템을 매우 중요하게 사용해 왔었습니다. 그들은 사람들의 질병이 몸과 마음, 감정의 부분으로 드러나기 이전에 먼저 각각의 차크라에 나타나며 누구도 차크라의 균형이 깨진 상태에서 온전한 치유가 일어날 수 없다는 것을 알기 때문입니다. 오늘날 일부 수행이 많이 된 요기들이나 힐러, 에너지적으로 민감한 사람들은 이러한 특정 차크라의 에너지가 정체된 모습을 실제로 눈으로 볼 수 있습니다. 그러나 일반 사람들도 차크라에 대한 이해를 통하여 어떻게 각각의 차크라가 우리의 몸과 감정에 영향을 미치는가에 따라 어느 차크라가 막혀있는가를 이해할 수 있습니다. 그동안의 많은 책에 의해 몸과 마음, 감정에 대한 정보들을 사람들이 더욱 쉽게 접근할 수 있게 되었습니다. 그들의 치유 작업을 향상하기 위해 차크라 시스템을 사용하는 것은 우호적인 가능성을 열어주지만, 꼭 필요한 것은 아닙니다. 리즈 심슨은 이 새 책을 통하여 복잡하고 미묘한 차크라 시스템을 한눈에 알아보기 쉽게 이야기를 하고 있습니다. 간혹 요기와 힐러들만이 이해할 수 있는 모호한 내용을 완벽하고 간결하게 풀어냈으며, 우리의 삶을 재충전시켜주고 치유해줄 차크라의 힘을 원문의 왜곡 없이 그대로 수록했습니다. 그녀는 차크라의 색을 탁월하게 사용함으로써 차크라를 삶 속에서 시각적인 부분으로 어떻게 사용하며, 이 주제에 대한 우리의 이해를 향상해 주고, 더욱더 쉽게 적용을 할 수 있게 일깨워줍니다. 이것은 오직 그녀가 진정한 치유의 과정을 완전히 이해했기 때문에 가능한 부분입니다. 그래서 리즈는 우리의 차크라 시스템을 어떻게 균형을 유지할 수 있는가에 대한 특별한 방법을 제시합니다. 이 책은 건강 관련 전문가들과 비전문가들 모두에게 큰 도움이 될 것이며, 차크라에 대한 탐구에 대해 많은 영감을 줄 것입니다. 또한, 그것을 온전한 부분으로써의 발전을 시키는 데 도움이 될 것입니다.

테레사 할레 Teresa Hale
할레 클리닉 소장, 런던

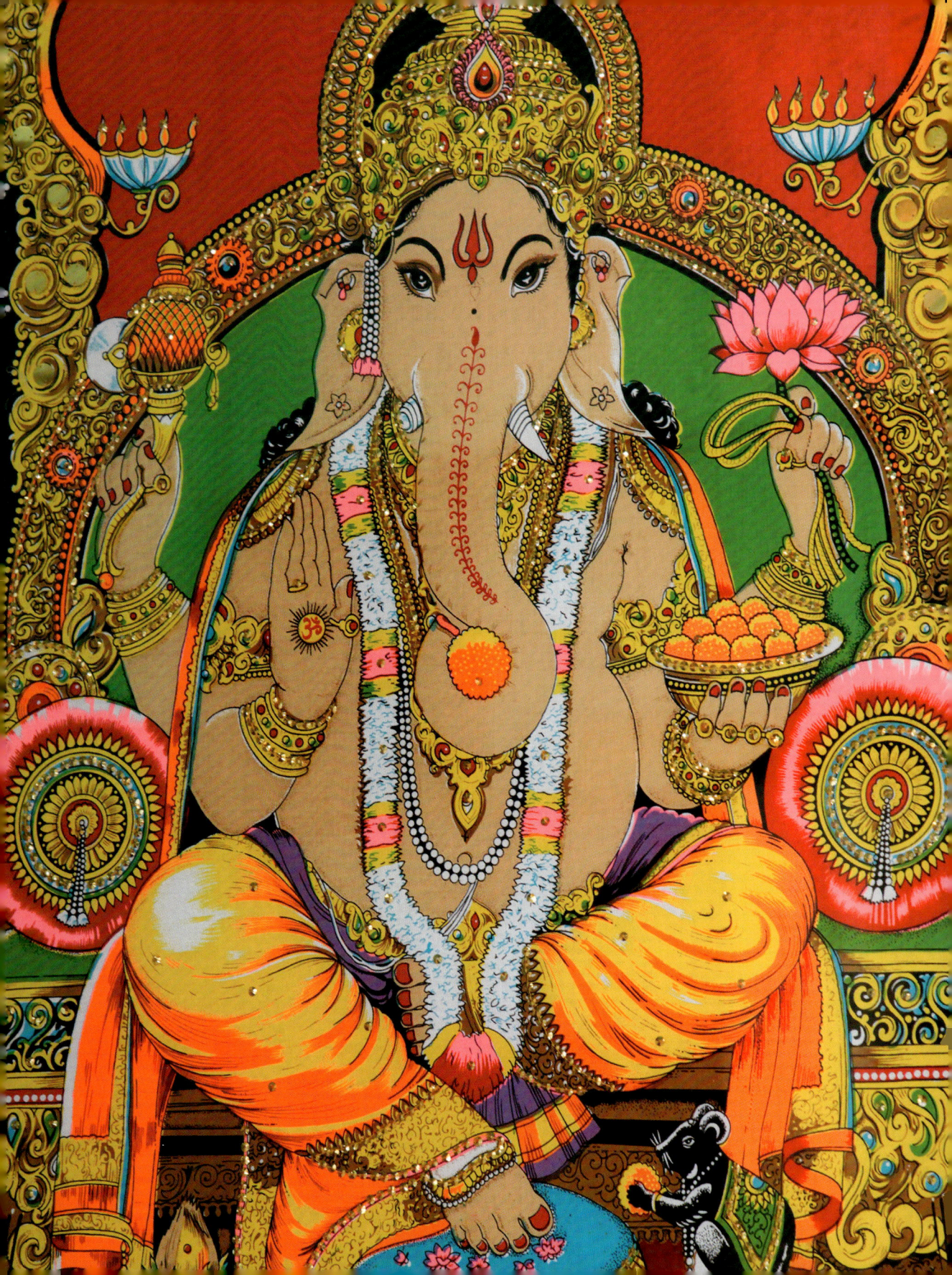

옮긴이의 말

내가 처음 이 책을 만난 것은 2004년 인도의 리시케시를 여행하고 있을 때였다. 리시케시는 수많은 요기들의 순례지이고, 요가의 본고장이다. 그곳의 한 책방에서 이 책을 만났다. 요가 동작과 수정, 명상, 아로마오일 등 다양한 방법으로 접근된 이 책은 너무나도 훌륭해 보였었다. 그렇게 10년이란 세월이 지나고, 다시 책을 열어봤다. 어머나. 세상에! 지금 내가 하는 모든 것들을 통합하는 내용이 이 책에 있었다. 아로마테라피를 시작으로 아유르베다와 각종 심리학, 대체의학, 명상, 수정들과 파동 요법들을 배우면서 접했던 그동안 10년 동안의 앎들이 하나로 통합되는 듯했다. 차크라란 개념은 결코 추상적인 개념이 아니다. 그리고 그 동안 일부 기감이 예민한 사람들만 느끼는 '특별한' 개념도 아니다. 번역하면서 느꼈던 점은 이 책은 그동안의 모호한 차크라의 개념을 인간의 심리적이고 감정적인 측면과 아주 잘 연결을 해주면서 우리의 삶 속으로 그것을 접목해 줄 수 있는 친절한 안내 책자이라는 점이다. 나는 늘 인간의 근원적인 결핍과 욕구에 대한 관심이 많았다. 왜 사람들은 특정한 주제에 대해 결핍이 있는가? 현대 심리학에서는 그 결핍의 실마리를 인간의 어렸을 때의 경험적인 측면들에서 찾지만, 사실 그 근본 원인은 더 이전이라고 생각한다. 그것은 카르마라고 불리는 우리의 삶의 프로그램과 체험의 거대한 근본적인 이유와 함께 할지도 모른다. 차크라는 단순히 우리 몸 안에 있는 에너지 센터뿐만이 아니라, 인간의 삶의 발달 단계와도 닮았다. 그것은 개개인들의 영혼들의 영적인 성숙도를 나타내 주며, 우리의 삶을 그대로 이해할 수 있는 하나의 지표이기도 했다. 사람들은 차크라의 에너지적인 측면에 더 관심을 두며 쿤달리니를 깨우고 차크라의 특별한 힘을 얻는 데 초점을 맞추지만, 차크라의 진정한 의미는 자신의 발달 단계에 따른 영혼의 성장이다. 그것은 단계적인 진화와 에너지의 균형에 의해서 가능해지며, 삶 속에서 직면하는 다양한 환경들에 의해 반응하고 체험하는 내적인 경험들 때문에 가능해진다. 자신의 차크라를 깨우는 데만 집중을 하며 현실을 도외시하면서 살아가는 많은 수행자를 보지만 쿤달리니 각성을 하여 차크라를 깨워 특별한 능력을 얻었다고 해서 이 현실이 바뀌지는 않는다. 그것은 우리가 차크라를 이해해야 하는 이유가 단지 에너지적인 각성에 있는 것이 아니기 때문이다. 이 책을 통해 차크라에 대한 개념이 좀 더 실제로 사람들에게 전달되며, 삶 속에서 자신의 삶을 즐기고 선택하는 진정한 '자기'를 되찾는 여정이 되길 바라며 글을 마무리하려고 한다. 차크라 힐링에 관한 다양한 접목 점들에 대한 내용과 삶의 여정 경험들을 공유할 수 있는 공간이 열려있다. (오픈소울즈 : 열린 힐링 커뮤니티 http://cafe.naver.com/opensouls) 자신의 제단을 꾸미고, 매일 자신의 차크라에 대한 체험과 느낌들을 공유한다면, 자신의 영적인 성장을 위한 여정에 아마도 더 많은 것들을 느끼고 얻을 수 있으리라 생각이 든다.

진정한 삶의 자유가 모두와 함께 하길…
2014년 3월 봄 어느 날…
천시아

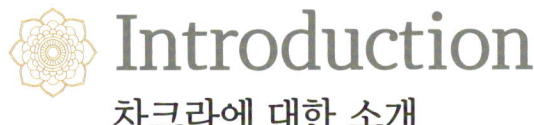

Introduction
차크라에 대한 소개

보통 '차크라'라는 단어에 대한 개념은 동양의 건강 대체요법의 한 방법이라 알려져 있을 것입니다. 하지만 차크라는 예기치 않는 장면에서도 등장합니다. 제임스 본드의 영화 007 네버다이를 보면 주인공 제임스가 고대의 '차크라 칼'에 공격을 받는 장면이 나오게 됩니다. 적들은 이 차크라 칼이 살아있는 사람의 주요 장기를 뽑아 고통을 줄 수 있다고 합니다. 여러분이 건강과 웰빙에 매우 중요하다고 조금씩 알아가고 있는 '차크라'의 개념이 이러한 야만적인 행위와 연결되었다니 참으로 안타까운 일입니다. 이 장면은 매우 인상적인데 실제로 존재하지 않는 차크라를 우리 몸의 물리적인 부위로 알아차릴 수 있도록 하여 우리가 차크라에 대해 이해하게 도와줍니다. 각각의 차크라들은 특정한 장기와 내분비기관과 이어져 있으며, 이러한 회전하는 에너지들은 고대의 인도인들이 우리의 육체, 정신, 감정, 영적인 자아를 치유하기 위해 사용했던 미묘한 에너지 시스템의 일부입니다.

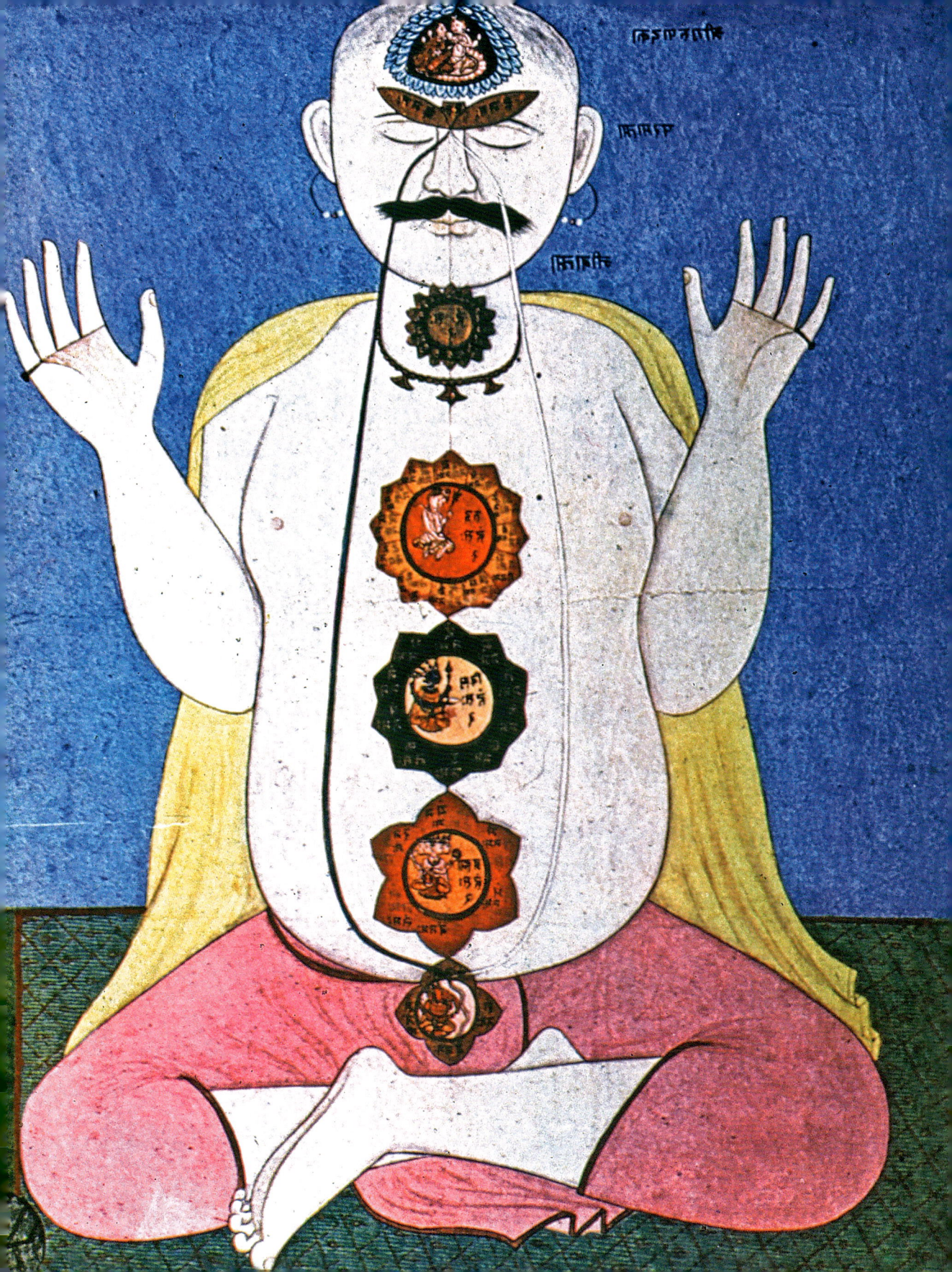

7개의 중요한 차크라

차크라라는 말의 어원은 '바퀴' 혹은 '원반'이라는 뜻을 가진 산스크리트어로부터 유래되었습니다. 이러한 미묘한 에너지 센터는 예로부터 연꽃으로 묘사하곤 했는데, 각각의 연꽃은 각기 다른 주파수와 공명을 하며, 무지개의 색에 상응합니다. 하지만 인간의 에너지 시스템은 더욱 많은 차크라를 가지고 있다고 하며, 항상 새로운 것들이 발견됩니다. 고대의 힌두 시스템에서는 일곱 개가 주요한 차크라라고 부릅니다. 각각의 형이상학적인 연꽃은 척추 혹은 슈슘나(sushumna)를 포함하여 미저골에서부터 머리 위의 왕관 차크라 부분까지 연결되는 기둥에 있습니다. 차크라 시스템은 인류의 전체적인 모습을 더욱더 풍부하게 이해하게 해줍니다. 간략하게 설명하자면, 이것은 우리의 삶을 어떻게 하면 건강하게, 균형 잡히게 유지할 수 있는가에 대한 하나의 개념입니다. 단지 특정한 물리적인 장애가 발생했을 때뿐만이 아니라 우리의 감정과 지성, 영적인 부분을 치유하기 위해서도 필요합니다. 각각의 일곱 차크라는 각기 다른 거시적 시야를 제공합니다. 그리고 각각의 위치에서 균형을 이루기 위해 우리가 어떻게 움직여야 하는지를 가르쳐 줍니다.

인간 에너지 장

새로운 천 년이 시작되며 또 다른 의식이 밝아오면서, 우리는 마침내 삶에 대한 순수 과학적인 접근법의 한계를 느끼며 수천 년 전에 우리의 조상들이 받아 사용했던 개념을 조금씩 받아들이기 시작했습니다. 흥미롭게도 오늘날 많은 과학자는 우리가 이론적으로 설명할 수 없는 현상들에 대해 오만한 주장을 펼치는 사회와 종교에 환멸을 느끼고, 실제 삶의 모순과 변칙 현상을 과학적으로 증명하기 시작했습니다. 첫 번째 장(12쪽)에서 우리는 새로운 개념에 대하여 탐구해 보게 될 것인데 어디에서 사람의 '오라'를 볼 수 있을까요? 신비가들이나 성자들의 몸 주위에서 빛나는 황금색이나 흰색의 빛을 그려놓은 고대의 그림들은 현대의 과학장비로도 기록할 수 없는 에너지 진동 모양을 단순하게 그려놓은 것입니다. 조상들은 그들이 볼 수 없는 것들에 대하여 더욱 열린 마음을 가지고 있었으며 우리가 이미 전기적 에너지를 감지하는 손을 쥐고 태어났다는 것을 알았습니다. 이제 차크라의 세계로 함께 여행을 떠날 텐데, 그것들에 대하여 좀 더 열린 마음을 가지고 있어야 합니다. 우리는 딱딱한 입자들로 구성이 되어 있으며, '당구공' 같은 원자들로 이루어져 있는데 양자 물리학에 따르자면 99.9999%의 공간이 에너지로 채워져 있습니다. 우리는 차크라나 오라를 물리적으로 감지할 수 없습니다. 보통 인간의 눈과 두뇌에 의해 감지할 수 없는 진동하는 에너지장으로 이루어져 있기 때문입니다. 이번 여행을 함께 함으로써 우리 몸의 에너지 시스템 균형이 얼마나 실제적인 유익함을 주고 있는지를 알게 될 것이며, 우리가 존재하기 위해 나를 구성하고 있던 많은 이미지를 지워나가는 방법을 배우게 될 것입니다. 그 과정은 개인적으로 새로운 경험과 건강한 삶을 선사해줄 것입니다.

전인적인 관점

일곱 차크라 시스템의 기원은 힌두 문화의 뿌리로부터 파생되었습니다. '차크라'라는 용어는 베다에서 처음 언급되었는데, 베다는 힌두교가 믿는 4권의 성서중 하나로 기원전 2500년 전 책입니다. 힌두교의 신 비슈누가 이 지구에 내려왔을 때 자신의 4개의 팔에 차크라, 연꽃, 곤봉 그리고 소라고둥을 가지고 왔다고 묘사되고 있습니다. 그러나 차크라의 개념은 베다 전 시대로 거슬러 올라가게 되는데, 신비가와 요기들은 기록된 글이나 단어보다는 말을 통해 지식을 전달하였습니다. 최적의 웰빙을 위한 일곱 개의 '의식상태의 지도'의 개념은 이 시대보다 훨씬 더 전 시대로 거슬러 올라가게 됩니다. 하지만 우리는 왜 옛날에 만들어진 이 시스템을 활용하여야 하는 걸까요? 지금 이 시대를 사는 우리와 어떤 연관이 있을까요? 옛날부터 널리 사용되었던 차크라 시스템을 통하여 인간의 삶의 경험들을 통합적으로 볼 수 있기 때문입니다. 그것은 자신의 신체, 정신, 감정, 영성의 많은 층이 평형을 유지하기 위해 자연의 속성들을 통합시키는 것입니다. 차크라 힐링은 우리가 전체를 이해하며 통합하는 행동을 할 때 전체적인 웰빙이 일어날 것이라는 믿음을 기반으로 합니다. 첫 번째 장에서 차크라가 어떻게 서로 연결되어 상호작용하는지 배울 것이며, 스스로 차크라를 여는 방법, 우리의 몸속에 흐르는 우주의 생명 에너지인 '전기적 흐름'의 통로에 대해 알게 될 것입니다. 시스템의 한 부분에 장애나 막힘이 생기게 되면 다른 부분에도 영향을 미치게 됩니다. 차크라를 통해 에너지가 유동할 때나 과도하거나 부족하게 되면 이러한 오작동이 발생할 수 있습니다. 이 책은 여러분의 에너지가 막히거나 기능장애가 생겼을 때 어떻게 해야 하는지 알려줄 것입니다. 여기의 장들에 나와 있는 다양한 테크닉들의 전부 혹은 일부들을 실제로 사용해 봄으로써 삶을 더욱더 낫게 변화시켜 나갈 수 있을 것입니다.

The Spirit of Energy
영혼의 에너지

해부학적으로는 알 수 없지만, 일곱 개의 차크라는 형이상학적 형태로 신체의 여러 다른 시스템에 연결되어 있습니다. 이장에서 차크라를 어떻게 눈으로 볼 수 있는지, 위치, 척수 안에 존재하는 모양, 자율신경계 시스템과 어떻게 연결되어 있는지와 '오라 불리는 진동 에너지인 '미묘한 몸'이 내분비 시스템과 어떤 연관이 있는지를 알아볼 것입니다. 전통의학에서는 육체를 화학적 방법으로 설명하곤 하는데, 오늘날 우리 몸에서 반응하는 모든 것들은 전기적인 에너지를 가지며 화학적인 신호를 주고받는다고 밝혀졌습니다. 이 에너지의 발산은 '마음'에서부터 시작하며 우리의 신체적, 감정적 그리고 정신적 건강이 서로 연결되어 있다는 중요성을 설명하고 있습니다. 눈에 보이는 건강만을 믿었던 고대 과학의 패러다임은 신비주의자들로부터 전해 내려온 '진리'의 감사함으로 대체되어가고 있습니다. 이렇듯 생각과 마음은 우리의 육체적 문제에 영향을 줍니다. 결국, 생각하는 모든 것들이 에너지의 한 형태일까요?

내분비계

이 시스템은 신체의 물리적인 조절의 메커니즘 중 하나로 내분비선을 포함하며 호르몬이라 불리는 자연적 화학물질을 생산하고 있습니다. 화학적 연결물질은 아드레날린, 인슐린, 에스트로겐과 프로게스테론이 있으며, 혈관을 통해 신체의 물리적 과정을 자극하거나 억제하는 역할을 합니다. 자율신경 시스템과 내분비계 시스템은 하모닉스 레벨을 조정함으로써, 특별한 요구에 맞게 분비하며 매개 변수를 유지해주어 최적의 건강을 유지하게 합니다. 따라서 불균형 상태의 차크라는 다른 차크라에 영향을 끼칠 수 있으며, 신경과 내분비 시스템은 기능적으로 상호 연결되어 있어 한 부분이 다른 부분을 방해 할 수 있습니다. 차크라와 연결된 내분비 시스템을 더 이해하기 위하여 차크라를 알아봅시다.

부신– 뿌리 차크라
ROOT (1st) CHAKRA:

부신은 삼각형 모양의 샘으로 신장을 둘러 쌓고 있습니다. 다양한 호르몬 분비를 하고 있으며 지방, 단백질, 탄수화물의 신진대사를 조절하며, 몸속 염분농도의 균형을 맞추어 줍니다. 또한, 이 샘은 아드레날린을 생산하는데, 이 호르몬은 투쟁 도주 반응을 일으키는 최초의 반응 물질이며, 우리는 부신과 뿌리 차크라 사이의 물리적 연결을 확인할 수 있습니다. 육체적 생존에 관한 이슈와 연결되어 있습니다.

난소/고환– 천골 차크라
SACRAL (2nd) CHAKRA:

남성과 여성의 생식기관 혹은 생식선이며, 이차 성징을

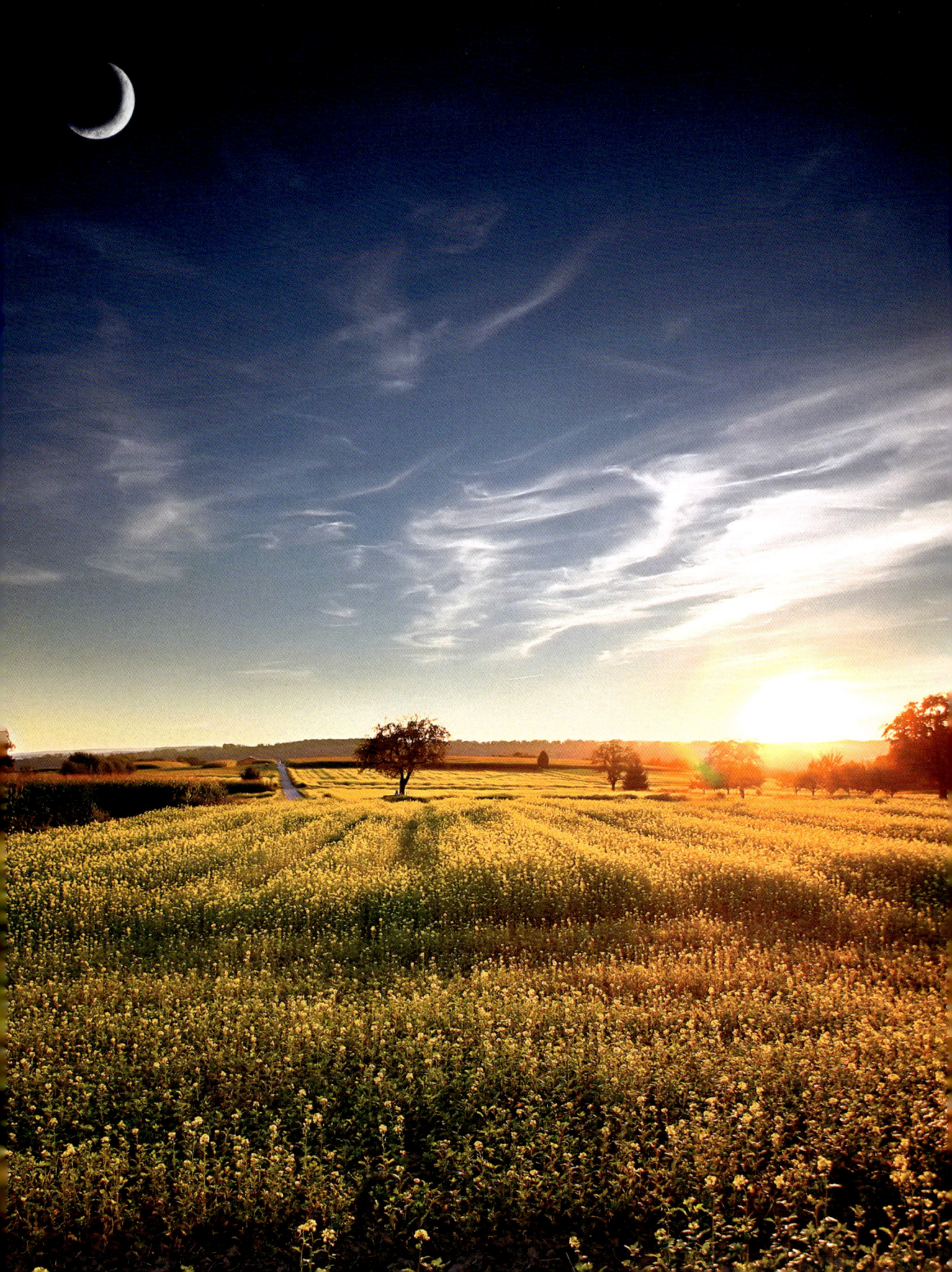

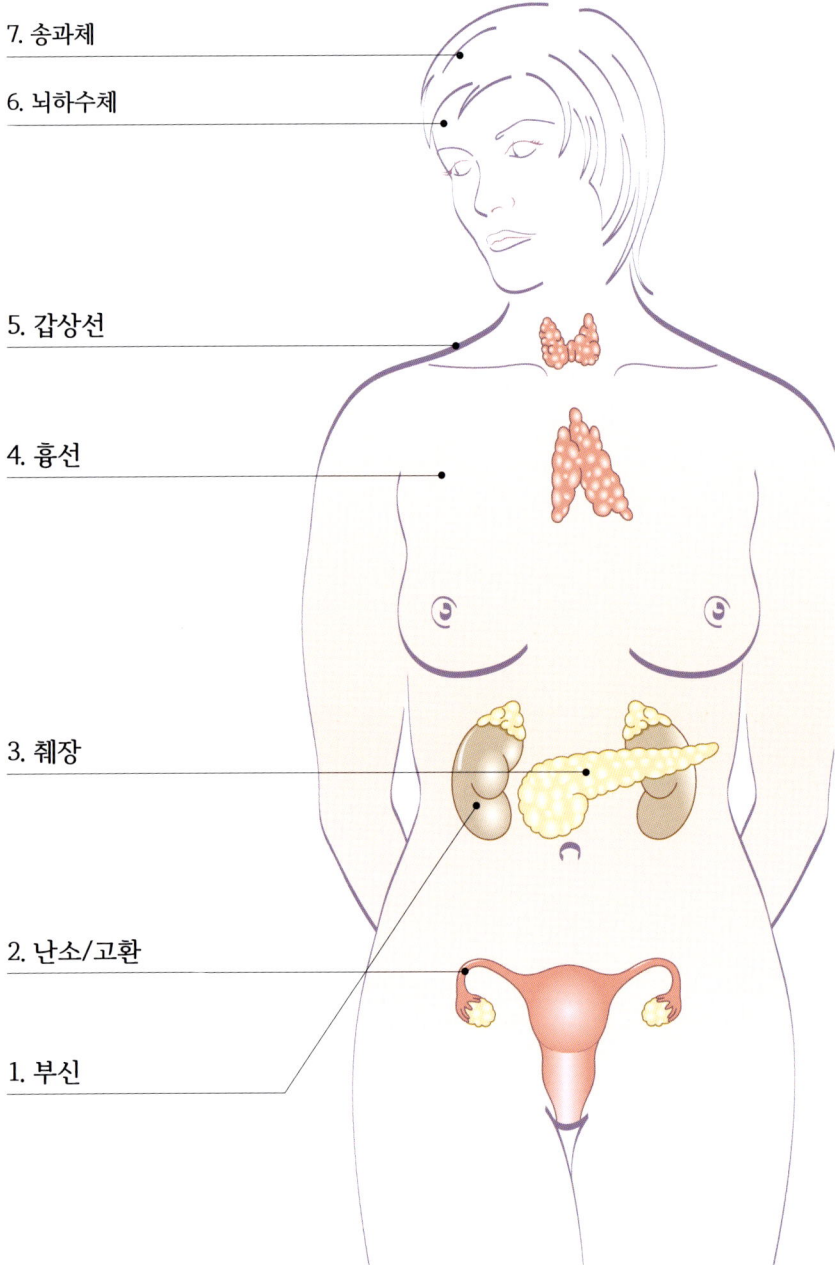

내분비계 시스템
각각의 일곱 차크라는 내분비계의 샘들과
긴밀하게 연결되어 있습니다.

나타나게 히는 호르몬입니다. 목소리를 굵게 만들거나 몸에 털이 나게 합니다. 고환과 난소는 개인의 성적 발달을 제어할 수 있을 뿐 아니라 남성에게서는 정자를 여성에게서는 난자를 생성합니다. 우리의 성적 관계들과 감정의 균형에 대한 이슈가 천골 차크라에 긴밀하게 연결되어 있습니다.

췌장- 태양신경총 차크라
SOLAR PLEXUS (3rd) CHAKRA:

췌장은 위 뒤쪽에 있으며 음식 소화에 필요한 다양한 물질들을 분비합니다. 또한, 췌장은 인슐린을 생성하며, 이는 혈당을 조절해 줍니다. 태양신경총 차크라의 육체적인 장애 중 하나는 당뇨병입니다. 이는 혈액에 과량의 당이 함유되어 생기는 질병을 말합니다. 우리가 무서운 경험을 할 때 초긴장 상태가 되는데, 이것은 태양신경총과 아드레날린이 연결되어 더 많은 분비물이 배출되기 때문입니다. 몸을 구성하는 부분은 소화기관이며 이 차크라의 문제가 있을 때는 위궤양으로 나타납니다.

흉선 – 가슴 차크라
HEART (4th) CHAKRA:

흉선은 심장 바로 위에 있으며, 특히 어린아이들의 성장을 촉진하는 호르몬을 생산합니다. 또한, 림프구의 생성을 자극하여 몸을 정화하며 혈액의 방어 시스템을 공격하는 미생물을 제거하여 면역력을 증가시킵니다. 과학자들은 오늘날 면역 체계의 질병이 단순히 신체적 또는 환경에 의해 발생하는 것이 아니라 감정적 이슈와 연결되어 스스로 단백질을 이물질로 착각하고 면역체계를 공격하는 것임을 설명하고 있습니다.

갑상선 / 부갑상선- 목 차크라
THROAT (5th) CHAKRA:

갑상선은 목의 후두 및 기관지의 양쪽에 위치하여 몸의 신진대사 속도를 조절하고, 섭취된 음식물을 에너지로 변화시키는 티록신을 생산하고 있습니다. 갑상선 뒤에는 부갑상선이 있으며 혈액 내의 칼슘농도를 조절합니다. 이러한 분비기관은 몸의 발달뿐만이 아니라 사람의 정신발달에도 영향을 미칩니다. 목 차크라는 의사소통과 관련된 모든 형태와 연결되어 있으며, 가슴으로부터 올라오는 감정을 표현하는 것과 대뇌의 이성적인 생각 간의 균형을 이루는 것을 도와줍니다.

뇌하수체- 제3의 눈 차크라
THIRD EYE (6th) CHAKRA:

뇌하수체는 두개골에 안쪽에 있으며, 눈썹 가까이에 있습니다. 내분비 시스템의 '마스터 샘' 라고 부르는데 뇌하수체는 뇌 일부분인 시상하부와 연결되어 있으며 호르몬을 조절한다는 것이 밝혀졌습니다. 이 뇌하수체는 성장과 신진대사 및 일반적인 몸의 화학물질에 영향을 줍니다. 또한, 가슴에서 젖을 분비해 우유를 생산하는 호르몬도 포함하고 있습니다. 제 3의 눈은 흥미롭게도 출산과 모성애와 연결되어 있습니다. 제 3의 눈 샘이 최고조일 때 많은 여성은 자녀와의 교감 능력이 향상된 것을 알 수 있습니다.

송과체 - 왕관 차크라
CROWN (7th) CHAKRA:

왕관 차크라는 송과선과 연결되어 있으며 뇌의 깊은 곳에 있는 완두콩 크기의 작은 샘으로, 한때는 불필요하다고 여겨졌었습니다. 17세기의 존경 받는 프랑스 철학자 르네 데카르트에 의해 '영혼의 자리'라고 표현되었던 이 송과체는 최근 연구 결과에 따르면 멜라토닌을 생산하고 우리의 '생체 시계'를 조절한다고 밝혀졌습니다. 오늘날 과학계에서는 멜라토닌의 항노화효과가 어떻게 생식선, 뇌하수체, 갑상선, 부신 등에 영향을 주는지 연구하고 있지만, 누구도 왜 그런 작용이 일어나는지 명확히 밝혀내지 못했습니다. 왕의 역할처럼 송과체는 모든 차크라 시스템을 주관하며, 우리의 몸과 감정, 정신의 중심을 지키는 기능을 합니다.

슈슘나(SUSHUMNA)와 쿤달리니(KUNDALINI) 상승

우리 몸의 척수를 따라 뇌까지 연결된 중추신경 시스템이 위치한 길에 슈슘나 에너지센터가 일곱 개의 차크라와 같은 간격으로 수직 배열되어 있습니다. 이러한 배치는 물리적 & 형이상학적 구조에서도 유사하다는 점에서 매우 인상적입니다. 척수는 뇌와 신체의 다른 부분에 자극을 전달하는 역할을 하는데, 우주의 생명 에너지가 슈슘나를 통하여 뿌리 차크라에서부터 왕관 차크라까지 에너지 형태로 흐르게 됩니다. 각각의 차크라는 전면, 후면의 양쪽 슈슘나에 뿌리를 두고 있습니다. 오래전부터 이 슈슘나를 연꽃으로 묘사해 왔는데, 각각의 차크라에서 흘러나온 에너지는 연꽃잎으로 표현했으며, 몸의 뒤쪽의 줄기로부터 에너지가 흘러나와 앞쪽으로 흐르면서 꽃이 개화되기 시작합니다. 줄기는 일반적으로 막혀있으며 부정적인 성향을 가지고 있는 반면에 꽃잎은 계속해서 시계방향혹은 반시계 방향으로 회전하며, 폈다 졌다를 반복합니다. 이것들은 긍정적인 성향을 가지고 있습니다. 차크라의 에너지가 위쪽으로 올라가는 것을 '쿤달리니의 상승'이라고 이야기합니다. 쿤달리니는 뱀의 여신이며, 종종 뿌리 차크라 주위를 3번 반 휘감고 있는 형상으로 묘사됩니다. 힌두교 전통에 따르면, 잠자고 있는 쿤달리니의 여신을 깨우면 그 에너지는 왕관 차크라를 향해가며, 그녀가 목적지에 도달하면 그 대상은 깨달음에 달성했다고 합니다. 쿤달리니와 종교, 그리고 문화 기원 사이에는 많은 연관성이 있습니다. 창세기에 아담과 이브는 뱀에 이끌려 선악과를 맛보게 되는데, 그 이후부터 물질과 영적 욕구 사이에서 높은 의식 상태에 도달하기 위한 내부 갈등이 시작되었습니다. 그리고 이집트에서 파라오는 신과 같은 위상을 표현하기 위해 제 3의 눈 차크라에 뱀의 형상을 기호로 사용하였습니다. 상위 자아와 신성을 발견하는 길이였기 때문입니다. 이것이야 말로 차크라를 통한 여행의 궁극적인 목표입니다.

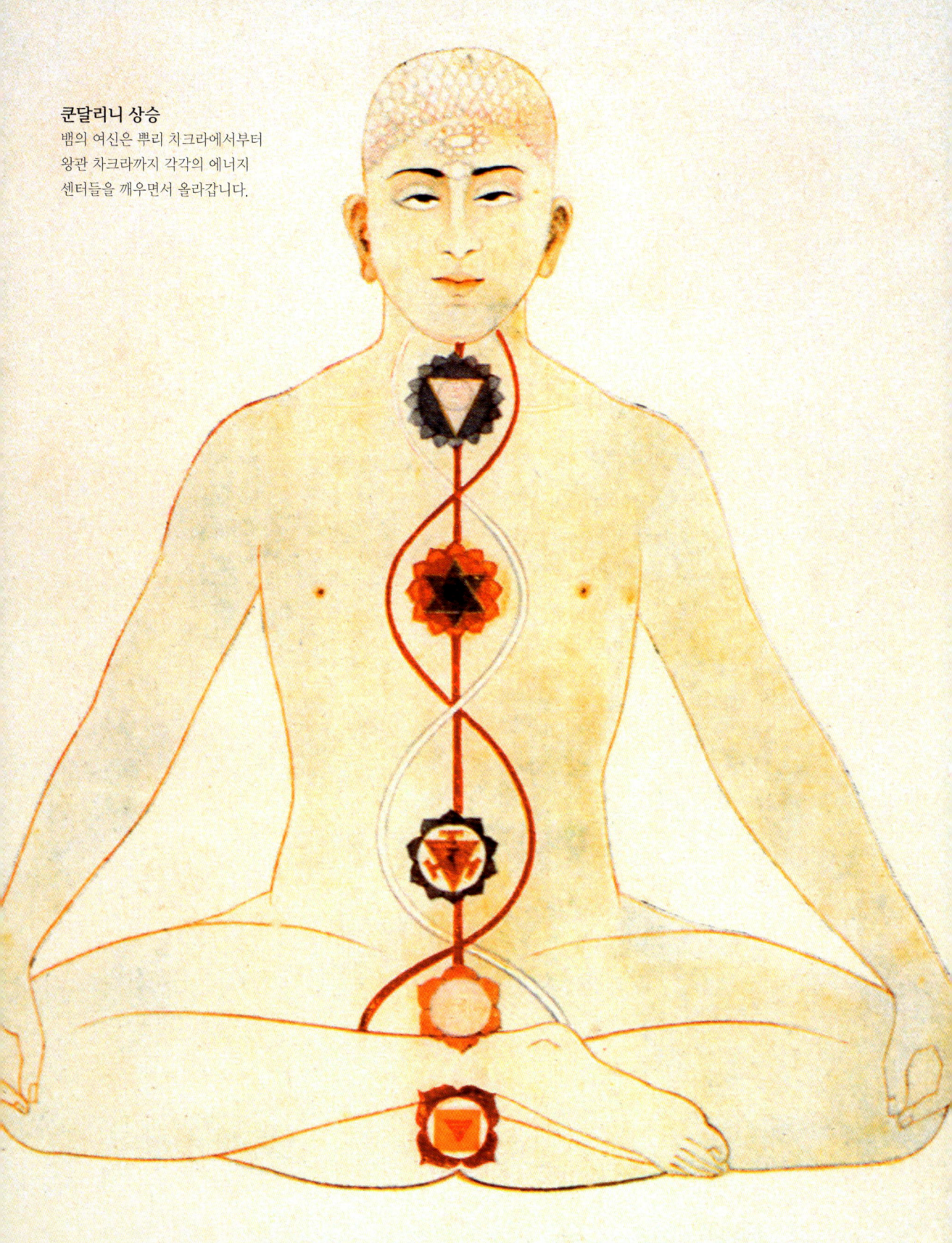

쿤달리니 상승
뱀의 여신은 뿌리 차크라에서부터 왕관 차크라까지 각각의 에너지 센터들을 깨우면서 올라갑니다.

건강한 오라

건강한 오라는 차크라를 통하여 부드럽고 힘찬 에너지 흐름을 만듭니다. 이때 몸은 건강하고 질병이 없는 상태를 유지하게 됩니다.

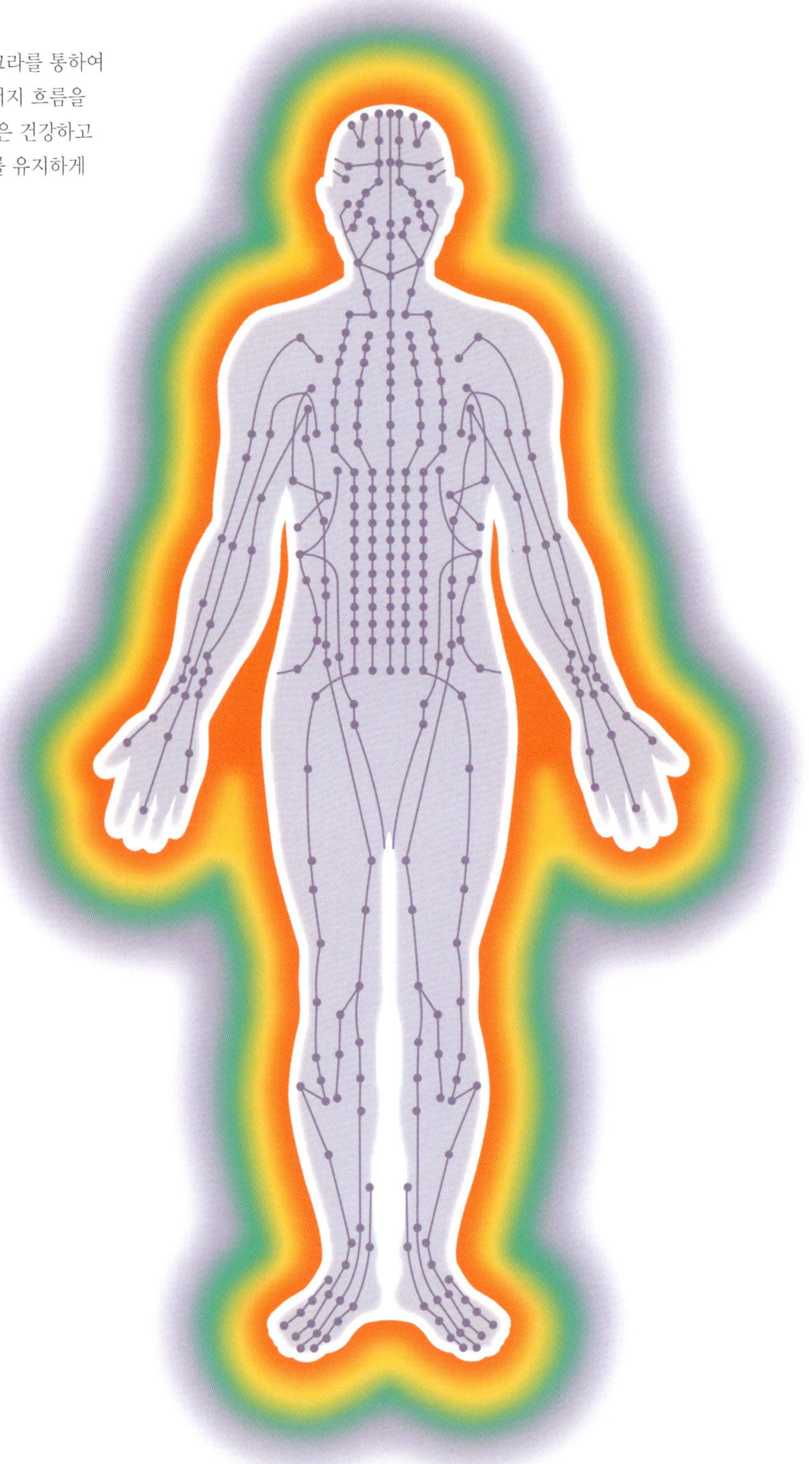

인간의 오라

일곱 차크라 시스템의 개념을 전승해왔던 동양의 선조들은 역동적인 에너지장이 실제로 우리의 물리적인 몸을 구성하고 있다는 것을 알았습니다. '오라'의 개념은 초기 그림작품에서 종종 볼 수 있습니다. 몸의 주위에 보이는 여러 개의 색, 혹은 빛은 후광으로 묘사되었는데, 우리는 오늘에서야 그것의 참 의미를 이해하고 있습니다. 전통 과학에서는 '영적 에너지'를 측정할 길이 없었으며, 감정 또는 정신적 에너지 또한 마찬가지였습니다. 하지만 그렇다고 해서 이러한 경험적인 측면들을 부정하지도 않았습니다. 미국과 중국의 선구적인 전문가들은 바이오 전자기장 또는 오라가 모든 생명체에 존재한다는 이론을 부정하지 않았습니다. 신경 생리학과 심리학 박사인 벨러리 v.헌터 박사는 미국 NASA의 우주 프로그램에서 개발된 기술을 사용하여 우리의 몸속에는 두 가지의 주요 전기적 시스템이 있다는 것을 확인했습니다. 첫 번째 시스템은 우리의 근육, 호르몬과 같은 물리적 감각을 관장하고 있는 중추 신경계 및 뇌의 교류, 전류입니다. 그리고 두 번째 시스템은 우리의 원자로부터 방출되는 전기적 에너지로써 개인과 환경 사이에 이루어지는 에너지 교환입니다. 각각의 사람들은 자신만의 고유한 에너지장을 가지고 있는데 이는 마치 봉투와 같이 우리의 주위를 둘러싸고 있습니다. '프라나' 또는 '기'라고 불리는 우주의 생명 에너지로부터 흘러나오게 됩니다. 이 근원 에너지는 각각의 차크라를 통해 몸 속으로 흡수되며 각각의 특성에 맞는 양과 지배적인 감각, 감정의 상호 관계로 변형하여 스며듭니다.

차크라는 정원에 물을 주는 호스와 물 꼭지를 연결하는 밸브 같은 역할을 합니다. 밸브를 열면 이 에너지는 마치 물처럼 차크라 시스템을 통하여 부드럽고 자연스럽게 흐르게 됩니다. 하지만 만약 차크라가 과도하게 열리거나 닫혀서 에너지의 흐름이 과하거나 원활하지 못할 경우, 혹은 호수의 꼬임이 생겨 막히게 되는 경우(에너지 정체) 몸 전체의 정상적인 기능을 사용하는데 영향을 끼칩니다. 오늘날 전문가들은 오라라고 부르는 에너지장이 우리의 DNA와 결합하며 유전물질을 만들어 낸다고 믿고 있습니다. 수동적인 DNA가 우리의 독특한 유전자 코드를 보존하는 동안에, 전송되고 있는 생체 전자기장에 의해 DNA가 변형될 수도 있다고 보고 있습니다. 고대 치료사들은 오라가 사람의 신체적, 정신적, 직감적, 영적 상태의 열쇠라고 믿었습니다. 이 오라의 의학적인 에너지장을 연구하고 있는 과학자들은 진동하는 에너지들이 마치 마트로시카(러시아 인형세트)처럼 여러 층으로 우리의 몸을 둘러싸고 있으며, 마치 저장용 테이프와 같이 우리의 과거와 현재, 미래의 건강 정보를 저장해 놓은 것 같다고 했습니다. 그리고 우리의 차크라 통로를 열고 부드럽게 흐르도록 하면 정신적 혹은 감정의 충격으로부터 발생한 질병으로부터 자유로워질 수 있으며 육체적 질병을 미리 예방할 수 있다고 말합니다. 다음 장에서는 차크라 시스템이 어떻게 균형을 유지할 수 있는가를 소개해 드리겠습니다.

Chakra Balancing
차크라 균형

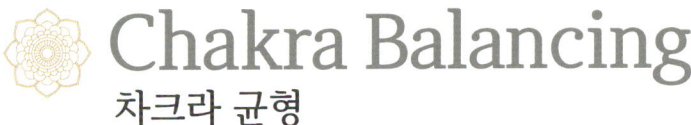

차크라가 완전한 시스템으로 작동하는 방법을 호스의 밸브와 물을 예로 들었습니다. (19쪽) 차크라가 어떻게 온전하게 돌아가는가를 설명할 수 있는 또 다른 방법으로는 그것을 개개의 톱니로 생각하고 각각의 톱니들을 상호 연결하는 것으로 생각해 보는 것입니다. 이 톱니 중 하나가 다른 것에 비해 너무 빠르거나 너무 느리게 움직인다면 무슨 일이 발생 될지 상상해 보세요. 전체 시스템이 불균형해지면, 시스템을 다시 정상 작동할 수 있게 하려고 다시 재정렬되어야 합니다. 마찬가지로 차크라는 너무 열려있는 것뿐만 아니라, 진동의 회전 흐름이 깨져있는 경우에는 부정적인 양상으로 드러날 수도 있습니다. 이런 경우는 어린 시절에 느꼈던 감정들을 기반으로 한 감정의 정체 때문에 야기됩니다. 삶에서 어떤 특정한 문제와 관련된 징후들을 발견하게 된다면, 차크라를 본래의 상태로 돌아오게 하는 것이 더욱 쉬울 것입니다. 그러기 위해서는 특별한 행동을 취해야 하며, 여기에 소개된 방법들을 통하여 차크라를 다시 평형 상태로 돌아오게 할 수 있습니다.

그러나 항상 전체적인 관점으로 차크라에 대해 생각하며, 각각 차크라가 다른 것들과 어떻게 조화롭게 작동하는지 살피면서 그것이 별개의 문제가 아닌, 완전한 감각으로 당신의 삶을 조화롭게 해주리라는 것을 잊지 말아야 합니다. 각각의 차크라는 그에 해당하는 특별한 색과 주파수에서 의해 작동됩니다. 그러나 이 주파수는 우리의 일상적인 삶에서 오는 많은 혹은 미세한 다른 파동들에 의해 간섭을 받아 제대로 영향을 끼치지 못합니다. 그 이유에 대해 많은 의견이 있지만, 일부 사람들은 이것이 카르마의 패턴에 의해 나타나는 것으로 우리가 삶 속에서 그 정체된 부분을 해결함으로써 카르마를 해소해야한다고 이야기합니다. 우리가 가지고 태어난 이 프로그램들은 우리의 태도와 행동을 결정하게 됩니다. 마찬가지로, 많은 치료사가 차크라의 과하거나 부족한 에너지 패턴이 우리의 어린 시절이나 경험해 왔던 문화들에 의해서 발생 되었다고 말합니다. 그들은 우리 스스로가 특정하게 반복되는 상황으로부터 받는 아픔에 대응하기 위해 차크라를 닫음으로써 우리 자신을 보호하려 한다고 말합니다. 만약 우리가 어렸을 때부터 지속해서 비판과 무시를 받아온 경우, 내면과 대응하려는 정신 능력이 부족하게 되고, 사랑을 느낄 수 없는 사람이 됩니다. 이러한 정서적 불안은 생존에 필수적이고 무의식적인 욕구와 혼동되어 차크라를 닫아버리는 방어 메커니즘으로 작동하게 됩니다. 당신의 모든 반응이 순전히 당신의 자유의지에 의해 만들어진 삶이라는 것을 잊지 마세요. 우리는 우리의 삶을 이끄는 문제들에 대해 받아들이거나, 변화시킬 수 있는 선택을 할 수 있습니다. 아는 것은 힘입니다.

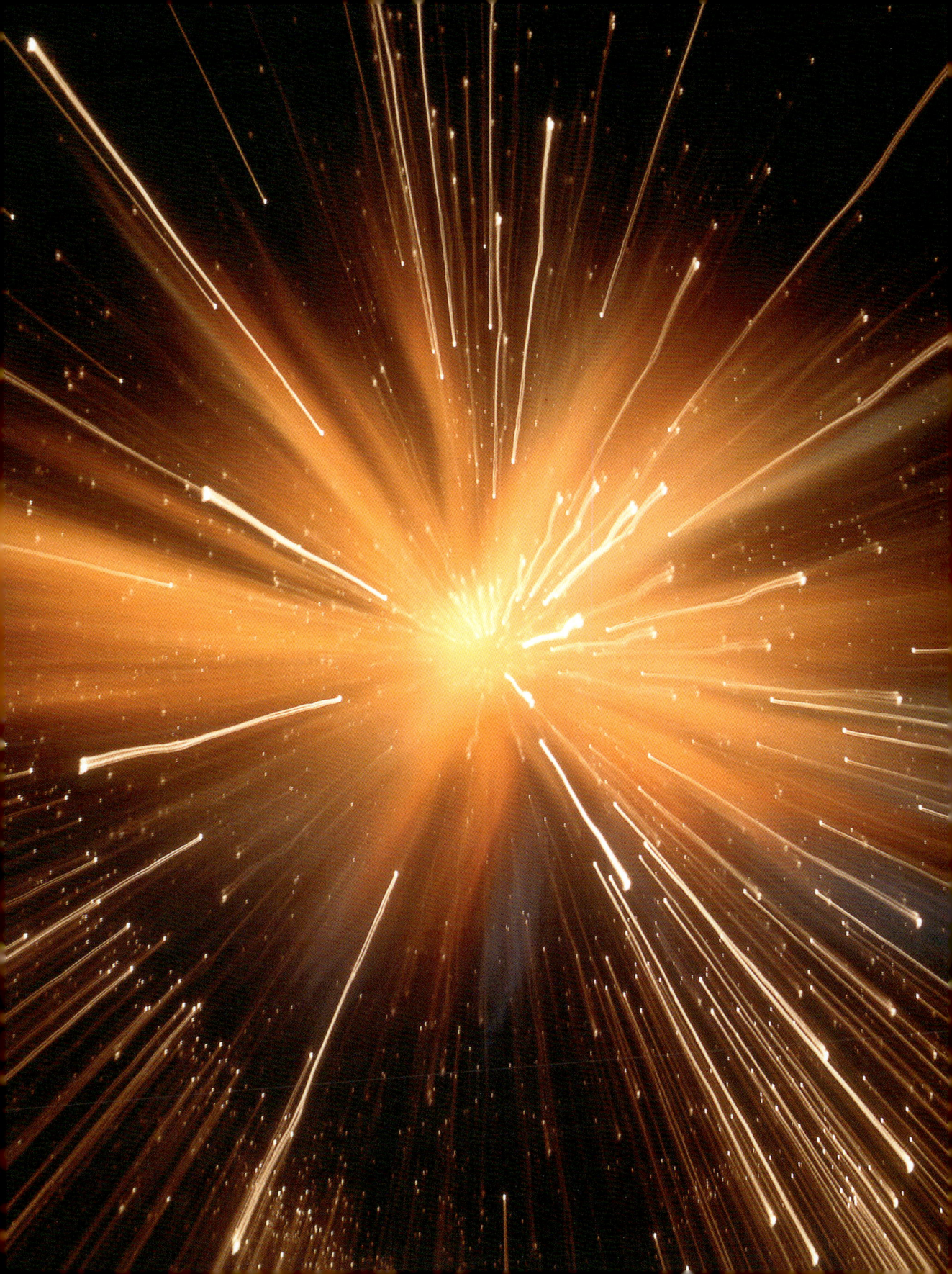

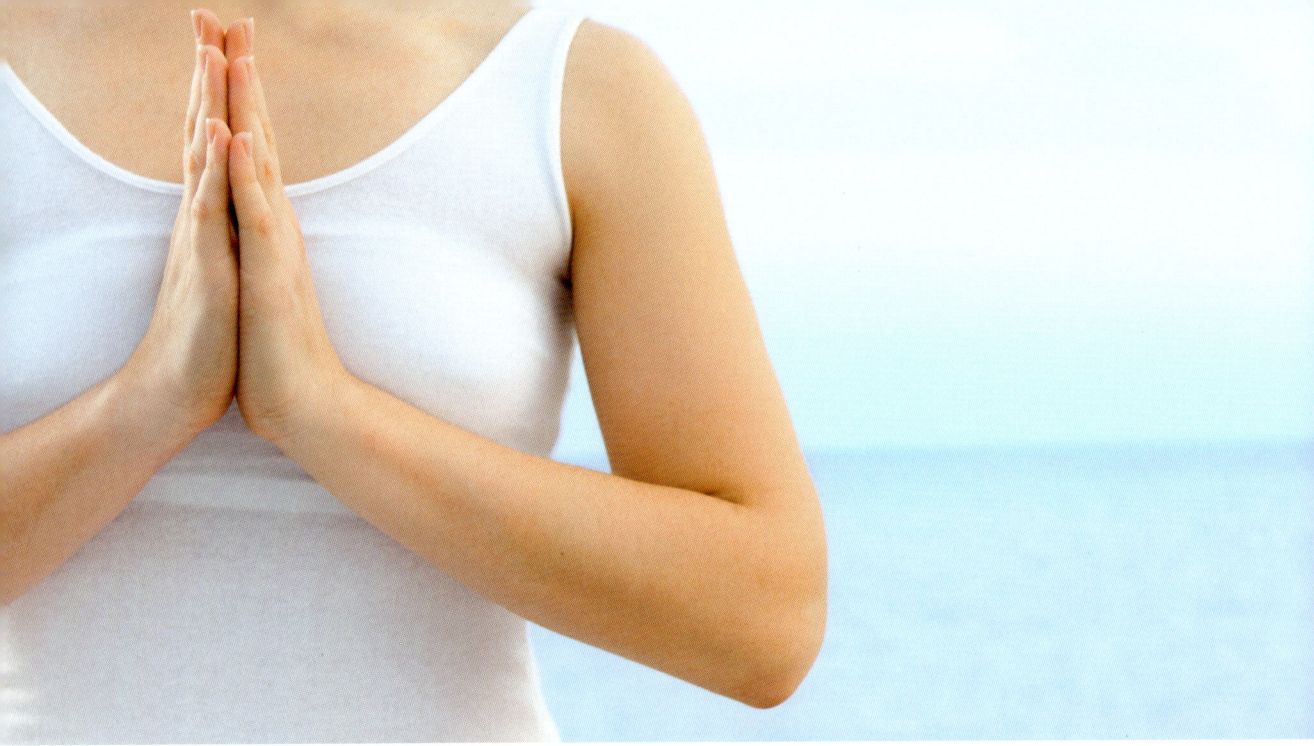

차크라의 균형을 위한 7가지 방법

대체요법이 모든 사람에게 맞지 않는 것처럼 자신에게 맞는 방법을 찾기 위해서는 다양한 방법으로 차크라의 균형을 이루도록 해야 합니다. 이장에서는 차크라에 어떻게 접근해야 하는지를 소개하고 있습니다. 여기에서 제시하는 모든 방법을 시도해 보세요. 당신에게 공명하는 방법을 찾고 그것을 즐겨보세요. 그리고 다른 사람의 사례를 살펴보는 것도 중요합니다. 당신이 요가를 기반으로 한 운동에 예전부터 관심이 있었다고 할지라도, 처음 며칠 동안은 불편하게 느껴질 수 있습니다. 이런 경우에는 차크라와 연결된 원형을 마음속에 떠올리며 운동하면 도움이 될 것입니다. 명상이나 안내된 것을 시각화하는 것 혹은 매일 질문을 묵상하는 것도 도움이 됩니다.

1. 원형

'인간의 근본 상태'이며, 모델이고, 우주의 테마이기도 합니다. 신화나 요정들의 이야기, 심지어 현대 영화등을 통해 우리는 무엇이 되고 싶고 나는 누구인지에 대한 감정적인 경험을 할 수 있습니다. '삶의 드라마'를 통해 태도, 신념 그리고 행동을 뒷받침하는 다양한 가치관을 배워갑니다. 원형적인 관점에서는 우리가 삶 속에서 직면하는 문제들은 스스로가 만들고 선택한 것이라고 합니다. 그 과정을 통하여 용기와 두려움, 인내, 충동, 생각이나 행동을 선택합니다. 원형은 실재 삶보다 더 '밝은 면과 어두운 면'이 확실하므로 보다 명확한 선택을 할 수 있습니다. 우리의 삶을 제대로 영위하거나, 영위하지 못하는 모든 경우가 영적 성장을 위해서는 중요한 과정입니다. '어두운 면'을 감추려고 선택할 때도 있지만 우리는 그것으로부터 완전히 도망갈 수 없다는 것을 받아들여야 합니다. 인생의 목표는 스스로가 삶의 주인이며, 본능적으로 좋아하는 것만을 즐기면서 사는 것이 아니라는 것을 깨닫는 것입니다. 진정한 자유는 우리를 지배하여 좌지우지하는 관념들에서 벗어났을 때 얻을 수 있습니다. 신경 통로에는 고정관념이 박혀있어 특정한 행동을 할 때 투사하게 되는데 이제는 불필요한 고정관념을 버리는 선택을 스스로 할 수 있습니다. 제대로 기능하는 원형들과 기능하지 않는 원형들은 각각의 차크라와 관련되어 있는데, 이것이 어떻게 우리의 삶에 영향을 미치는지 이해함으로써 삶 속에서 발생하는 감정적인 문제를 해결할 수 있습니다.

2. 제단

우리는 자신을 위해 명상, 심상화, 그리고 내면의 자기반성과 같은 많은 일을 할 수 있습니다. 이러한 경험은 육체적인 일을 하거나 정신적인 작업에 집중할 때도 매우 좋습니다. '제단'은 자신만의 신성한 공간이며, 내면의 축제를 벌이고 영적인 의식, 심지어 당신이 선택한 차크라를 활성화하는 공간이기도 합니다. 수 세기 전 우리 선조들은 영적인 의식을 통해 심리적 편안함을 얻을 수 있다는 것을 알았습니다. 그래서 종교, 국가 그리고 직장, 심지어 가정에서 식사하기 전에 의례적으로 이러한 관행들을 해왔습니다. 시대가 흐름에 따라 일상생활 속에서 이러한 의식들을 진행하는 것은 사라졌지만 적어도 제단을 만들어 자신만의 그라운딩(지구와의 연결)과 창조성을 표현할 수 있는 기회를 주어야 합니다. 차크라 차트를 참고하여, 상응하는 컬러와 물건 중에서 개인적으로 끌리는 것을 선택하여 자신만의 제단을 꾸며보세요. 제단을 꾸미는 일은 현재 발생하고 있는 삶의 이슈에 대해 좀 더 깊게 생각할 기회를 제공해주며, 현재 치유 중인 특정한 차크라와의 연결을 도울 것입니다. 당신의 제단에 매일 방문하는 것이 생활화 되면(청소나 물건의 재배치, 물건을 교체하기 위해) 집중하는 시간을 갖는 것이 매우 편안할 것입니다. 이곳은 당신만의 신성한 공간으로 당신에게 영감을 줄 수 있는 의미 있는 물건들로 채워놔야 함을 기억하시길 바랍니다. 이 책에 나와 있는 제단 이미지들은 당신만의 공간을 꾸미기 위해 영감을 줄 수 있는 하나의 예입니다. 다양한 예제들을 참고하여 아이디어를 얻으시길 바랍니다. 제단을 꾸미는 경험은 당신을 이끌어줄 내면의 안내자를 깨우기 위한 중요한 시도일 것입니다. 각 차크라 차트를 참고하여 어떠한 상응하는 물건들을 사용할지를 생각해 보세요. 특정 물건이 유독 당신을 불편하게 하는 경우 혹은 감흥이 적다면 그 물건을 제외하고 다른 물건들로 제단을 꾸며보세요.

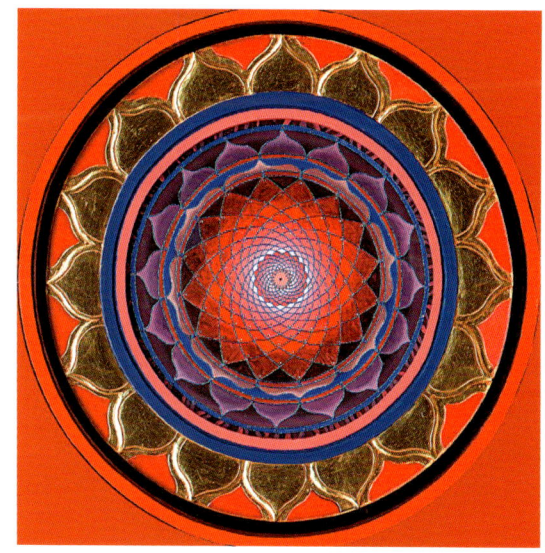

상호작용하는 수레바퀴
일곱 개의 차크라가 같은 속도로 부드럽게 회전할 때 하나의 시스템으로 조화롭게 작동합니다.

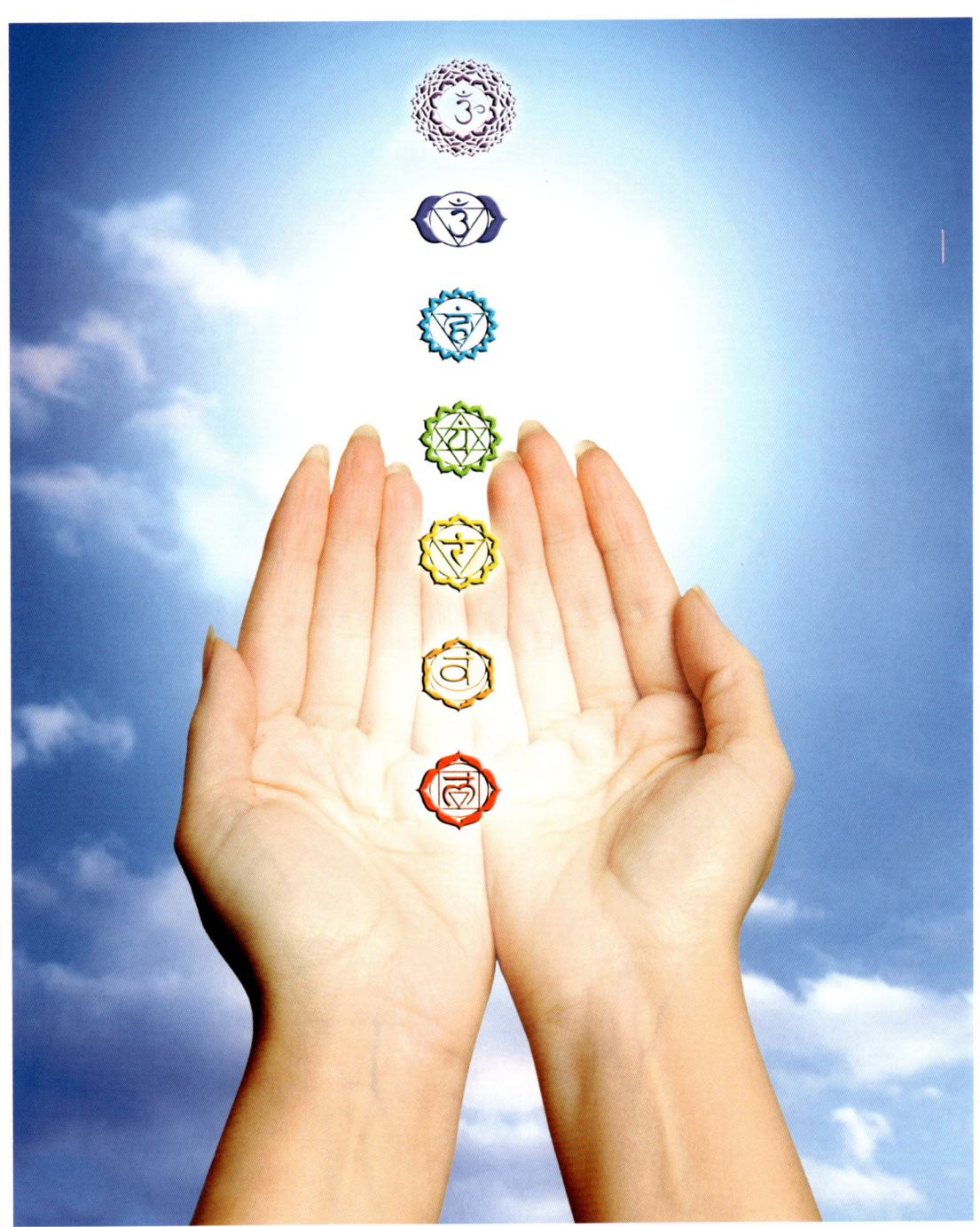

3. 육체적 운동

영적인 훈련으로 개발되는 제 3의 눈 차크라를 제외, 각각의 차크라를 위한 운동법이 있습니다. 대부분 요가에 기초를 두고 있으며, 각각의 연령에 맞는 신체적 자극을 줍니다. 요가를 할 때는 정확한 호흡에 집중하는 것이 필요하며, 이 과정을 통해 영적인 힘을 일깨울 수 있습니다. 요가가 차크라와 연결되어 있다는 것은 많이 알려진 사실입니다. 베다라는 힌두 경전으로부터 파생된 요가는 누구나 시도할 수 있는 안전한 이론을 바탕으로 몸의 외, 내부 에너지 레벨을 조절하며 스트레칭에도 도움이 됩니다. 또한, 몸과 정신을 이완하여 잘못 작동하고 있는 차크라의 기능을 정상적으로 돌아가게 하는데 도움을 줍니다. 또한, 요가를 하면 고혈압이 호전되고, 폐활량과 호흡이 좋아지며, 스트레스에 대한 저항력이 향상될 뿐만 아니라 관절염, 천식, 만성 피로 그리고 심장질환에도 이로운 효과를 줍니다. 요가를 통해 신체적으로 건강하다면 감정과 마음 문제를 해결하기가 더욱 수월할 것입니다. 이로써 요가는 전인적인 건강에 도달하기 위한 중요한 방법의 하나입니다.

4. 크리스탈 힐링

차크라는 회전하는 에너지를 통하여 우주의 생명 에너지와 연결되며 서로 다른 파동이 각각 상응하는 색과 공명을 하게 됩니다. 크리스탈 힐링도 이와 같은 원리로 작동합니다. 크리스탈의 자연 치유 주파수는 명상과 시각화 방법을 통해 단단해진 마음에 의해 활성화될 수 있으며 차크라의 균형과 조화를 위하여 사용될 수 있는 매개체입니다. 크리스탈은 자연스럽게 셀프 힐링 능력을 향상시키며 몸과 정신, 영혼의 전인적인 건강에 도달하는 것을 도울 수 있습니다.

이 파동치유는 크리스탈을 차크라 위치 근처에 올려놓고 필요한 만큼의 정신 에너지를 크리스탈에 집중하여 사용할 수 있습니다. 각각의 차크라를 소개하는 장에는 당신이 어떤 색의 특정한 크리스탈을 사용해야 하는지 소개되어 있습니다. 당신이나 치유자의 마음에 따라 우주의 생명 에너지가 수정을 통해 들어옵니다. 이장에서는 특별한 분자 구조를 가진 천연 원석들을 이용하여 어떻게 그 에너지를 일깨우며 차크라의 진동을 이완시키고 균형을 유지하는지 소개할 것입니다. 각각의 차크라를 활성화하기 위해 몸의 위치에 맞게 크리스탈을 배치하는 방법을 소개하였으며, 맹목적인 방법이 아닌, 경험에 비추어 보아 최적화된 배치들을 사용하였습니다. 개인적인 경험으로 비추어 봤을 때 가슴과 제 3의 눈 차크라 경우에는 하나의 크리스탈을 선택하는 것보다는 여러 개의 크리스탈을 배치하는 것이 좀 더 효과적이었습니다. 각각의 차크라차트를 이용하여 스스로 느끼기에 가장 효과적인 배치가 무엇인지 찾아보세요. 몸과 정신적 문제와 공명하는 배치를 발견할 수 있을 것입니다. 하지만 늘 위급한 상황이 되기 전에 전문가의 진단을 먼저 구해볼 것을 권하며, 크리스탈 힐링은 대안적인 입장으로 치유에 적용해 보시길 바랍니다.

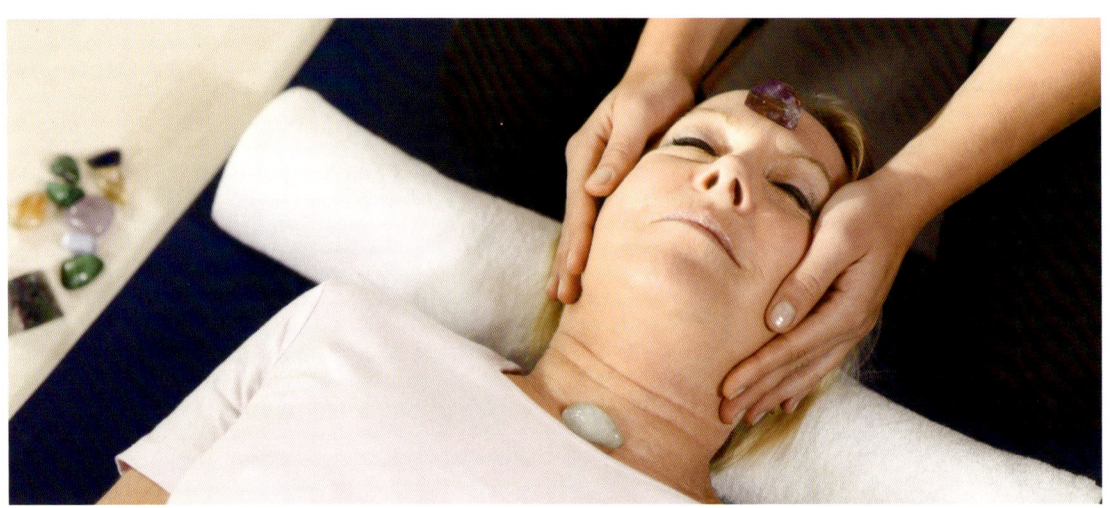

크리스탈 고르기

차크라 차트를 보면서 각각의 차크라에 관련된 크리스탈을 먼저 확인합니다. 만약 그것을 구매해야 한다면 특별히 사용하고 싶거나 상응하는 색상의 크리스탈을 먼저 선택합니다. 정화와 튜닝을 한 후, 눈을 감고, 관련된 차크라에 집중합니다. 손을 크리스탈 위로 올려놓은 후 어떠한 느낌이 올 때 '즉시' 그것을 집어 듭니다. 이러한 느낌은 따끔거리는 자극으로 느껴질 수도 있습니다.

크리스탈 사용하기

누워서 크리스탈을 손이 쉽게 닿는 위치에 배치합니다 차크라를 활성화하는 명상을 하면서 차크라(꽃잎)와 같은 구조의 형태가 바퀴처럼 돌아가는 것을 느껴봅니다. 각각의 크리스탈의 진동이 차크라에 에너지를 공급할 수 있도록 허용하며 명상을 합니다. (개별 차크라 참조). 끝난 후에는 일상적인 나의 의식으로 돌아옵니다.

육체적 운동을 하기 전에 지켜야 하는 것들

밥을 많이 먹은 후 4시간 동안, 간식을 먹은 후 2시간 전에는 운동을 바로 하지 마세요.
시작하기 전에 먼저 화장실을 다녀옵니다.
신을 벗고, 헐렁한 옷으로 갈아입습니다.
미끄러지지 않는 매트나 무거운 담요를 사용합니다.
어떤 자세가 완성되기 전에 다시 몸을 변형하지 마세요.
시작하기 전에 몇 분 동안 호흡을 합니다. 코로 들이마시고, 입으로 내뱉습니다. 호흡은 천천히 부드럽게 하며,
요가를 할 때 움직임에 맞춰 호흡합니다.

크리스탈 정화하기

이 영적인 의식을 통하여 탁해진 에너지를 정화할 수 있으며, 새로운 에너지로 재충전할 수 있습니다. 다음의 방법 중 선택을 하여 정화를 해보세요.

- 흐르는 물속에서 크리스탈을 쥔 체 파도가 치는 해변이나, 아름다운 폭포를 심상화합니다.
- 크리스탈 위에서 띵샤를 울립니다.
- 태양 아래 24시간을 둡니다.
- 건조된 허브를 이용하여 태우고 크리스탈 위에서 연기를 피웁니다.
- 여러 크리스탈들을 동시에 정화하기 위해서는 자수정 침대를 사용합니다. 크리스탈을 쥐고 당신의 백회로 밝은 흰 빛이 내려오는 것을 상상하며, 모든 부정적인 것들이 씻겨져 나가는 것을 상상합니다.

튜닝하기

크리스탈을 직접 정화할 때는 마치 라디오를 켜는 것처럼 활성화(스위치를 킴)해야 합니다. 원하는 방송을 듣기 위해서는 다이얼을 돌려 올바른 회선을 맞춰야만 합니다. 또한, 사용하고자 하는 목적에 따라 고유한 파장을 선택하는 것이 중요합니다. 튜닝을 위해 다음과 같이 선언을 해보세요. '나는 이 크리스탈을 치유와 명상, 꿈의 해석 등을 위한 효과적인 도구로 사용할 예정이다'

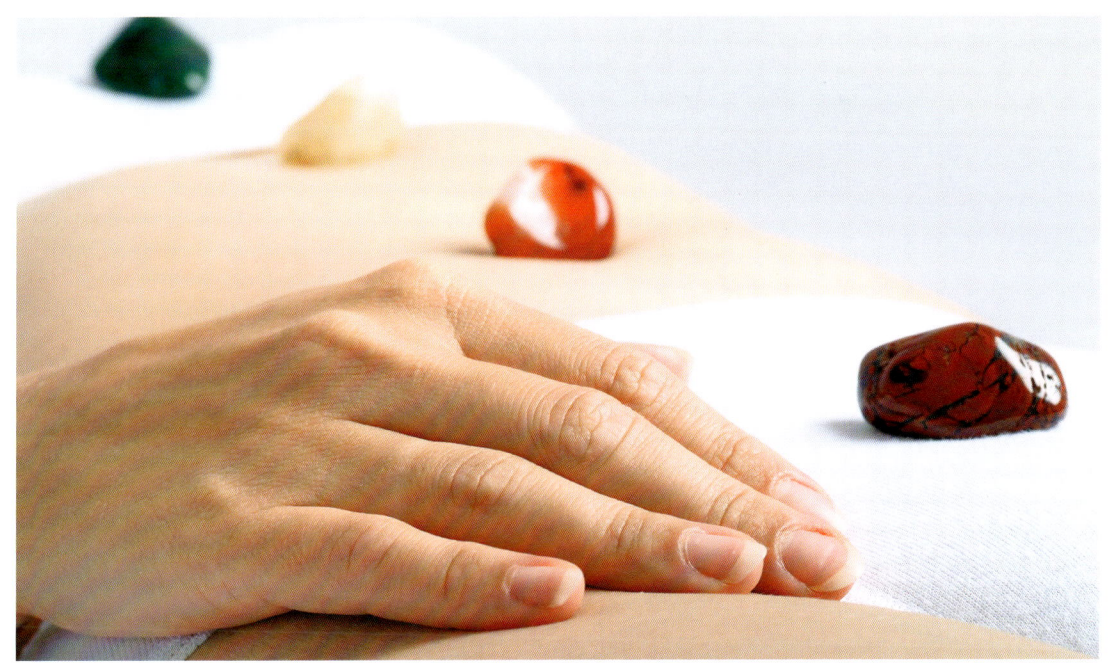

5. 명상

심리학자들은 우리의 뇌가 현실과 실감 나는 상상 속에서 무엇이 다른지 구별해내지 못한다는 것을 발견했습니다. 따라서 유도된 심상화와 규칙적인 명상을 함으로써 얻게 되는 많은 이로움이 있습니다. 명상은 일상에서 경험하기 힘든 고요와 멈춤의 기회를 얻게 해주며, 내면의 지혜와 직관으로부터 나오는 '고요한 음성'을 듣게 해줍니다. 마음이 고요해지면 자동으로 몸이 진정 되며, 스트레스를 줄여주고, 몸 스스로 균형을 만듭니다. 마음이 고요해지면, 신체의 고통이 어디에서부터 시작되었는지를 알아차릴 수 있으며, 특정한 차크라가 균형에서 벗어났다는 것을 느낄 수 있습니다. 기억하세요. 우리가 보거나 만지는 모든 것들은 생각으로부터 비롯되는 것들입니다. 당신이 무엇을 생각하든, 무엇을 만들든, 명상과 심상화로 당신의 완전한 웰빙(행복)을 만들어 낼 수 있습니다. 어떤 사람들은 모든 상상력을 제한하지만, '믿음을 갖는 것'은 감정발달에 매우 필요합니다. 심지어 어른에게도 말이죠. 마음은 우리의 정신에 반응하는 무대와 같아, 삶 속에서 우리가 두려워하는 것들이 마치 드라마처럼 펼쳐집니다. 다른 대안을 상상해 봄으로써 그러한 일이 벌어지기 전에 먼저 올바른 결정을 내릴 수 있습니다.

6. 매일 질문

아는 것이 힘입니다. 우리 자신을 더 많이 이해하면 이해할수록 삶을 긍정적으로 변화시킬 기회가 많아집니다. 이 질문은 각 차크라의 삶의 과제에 관한 질문으로 행복이나 건강을 해치고 있는 왜곡된 태도에 관한 도움을 받을 수 있을 것입니다. 또한, 차크라가 당신의 몸과 정신, 마음 그리고 영성적 변화를 끌어내는데 있어 더욱 효과적인 기능을 하도록 도울 것입니다. 일지를 매일 쓰는 것은 자기 계발을 위해 매우 중요합니다. 우리는 하루에도 수없이 많은 생각을 하지만 그것들을 바로 기록하지 않는 상태에서는 곧 사라져버리기 때문에 삶 속에서 우리의 태도를 만들어내는 생각 패턴을 알아차리는 데에는 많은 어려움이 있습니다. 만약 당신이 차크라를 통해 일지를 매일 기록한다면 자신을 개발하는데 많은 동기부여가 될 뿐만 아니라 큰 발전을 할 수 있을 것입니다. 하루, 한 달 혹은 일년을 되돌아보았을 때, 당신은 찰리 채플린의 유명한 한마디를 깨달을 수 있을 것입니다 : '인생은 가까이 보면 비극이지만, 멀리 보면 희극이다.' 예쁜 공책을 만들어 앞으로 매일 밤 3주 동안 당신의 생각을 기록해 보세요. 3주는 우리가 하는 새로운 행동을 습관으로 바꾸는데 걸리는 시간입니다. 적게 쓰더라도 걱정하지 마세요. 중요한 것은 특별히 관심이 있고 직면하겠다고 생각한 것과 내면의 울림이 있는 질문을 먼저 선택한 후, 그 질문에 부딪혀 답을 끌어내는데 집중하는 것입니다.

7. 확언

매일 잔디밭을 가로질러 걷고 있다고 상상해보세요. 매일 당신이 같은 방향으로 걸어가게 되면, 밟고 지나간 잔디는 뭉개지고 결국 그곳에 길이 생겨납니다. 이처럼 매일 특정한 생각을 하면 뇌에 그 신경 통로가 생겨납니다. 처음에는 일주일이 걸리지만, 하나의 생각을 오랜 시간 동안 하게 되면 마음에 강하게 각인됩니다. 그래서 습관적인 생각의 패턴을 깨기 어려운 것입니다. 이렇게 한번 우리의 뇌 속에 각인이 되면 새로운 생각을 해야 할 때 더 많이 집중해야

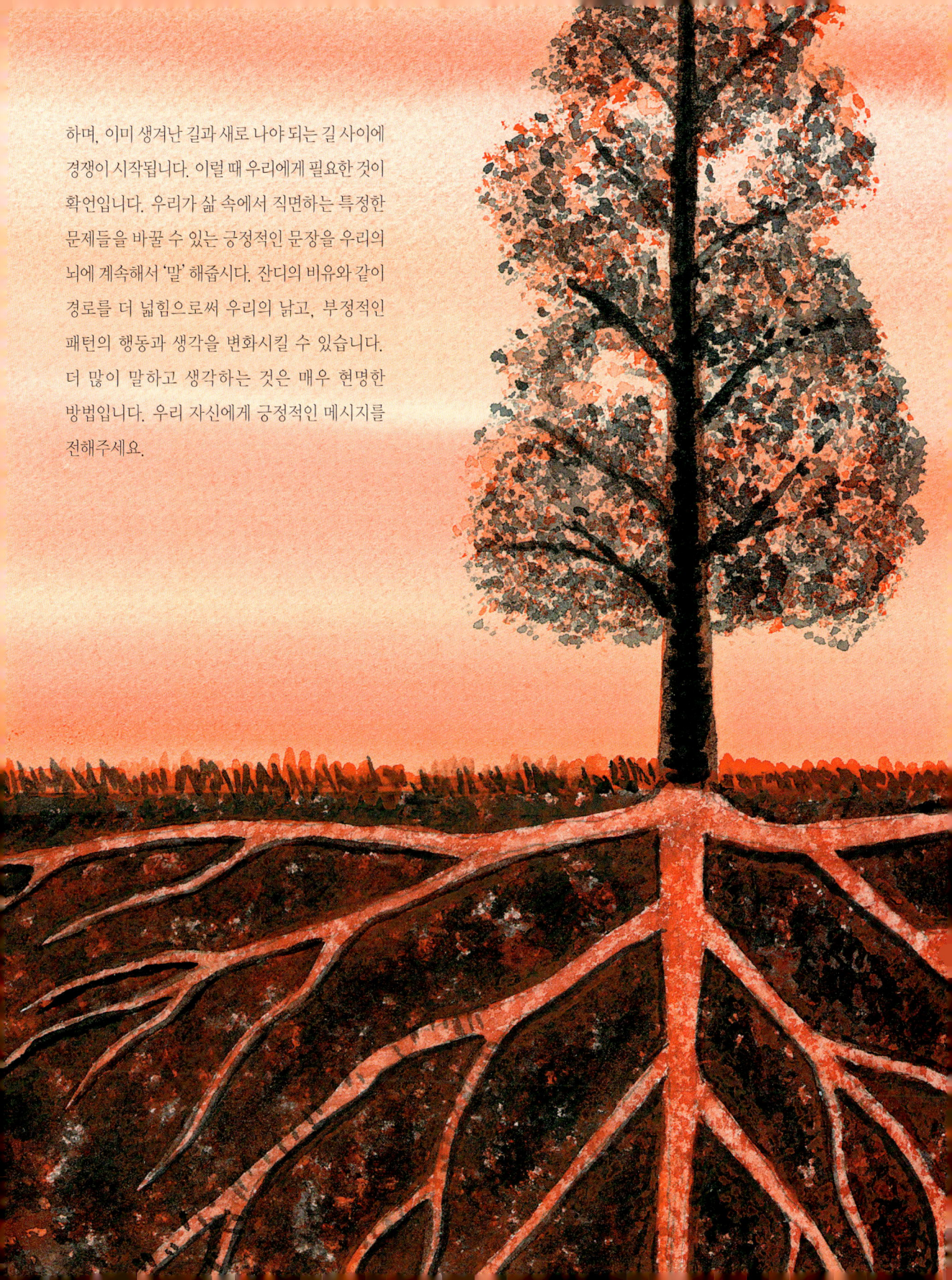

하며, 이미 생겨난 길과 새로 나야 되는 길 사이에 경쟁이 시작됩니다. 이럴 때 우리에게 필요한 것이 확언입니다. 우리가 삶 속에서 직면하는 특정한 문제들을 바꿀 수 있는 긍정적인 문장을 우리의 뇌에 계속해서 '말' 해줍시다. 잔디의 비유와 같이 경로를 더 넓힘으로써 우리의 낡고, 부정적인 패턴의 행동과 생각을 변화시킬 수 있습니다. 더 많이 말하고 생각하는 것은 매우 현명한 방법입니다. 우리 자신에게 긍정적인 메시지를 전해주세요.

차크라 시트

차크라와 위치		산스크리트 이름&의미	컬러	주된 이슈	신체 연결된 기관
왕관 (7th) 정수리		사하스라라 천배의 수	보라색, 금색, 흰색	영성	송과체
제3의 눈 (6th) 미간&눈썹사이		아즈나 감지, 앎	인디고	직관력, 지혜	뇌하수체
목 (5th) 중심, 목		비슈다 정화	파란색	의사소통, 자기표현	갑상선, 부갑상선
가슴 (4th) 가슴중앙		아나하타 제한없는	녹색, 분홍색	사랑, 관계	흉선
태양신경총 (3rd) 배꼽사이 & 흉골		마니쁘라 윤기가 흐르는 보석	노란색	개인의 힘, 자기 의지	췌장
천골(2nd) 아랫배, 배꼽사이, 생식기		스바디쉬타나 다정함	주황색	감정의 균형/성	난소, 고환
뿌리(1st) 항문사이, 생식기		물라다라 뿌리 혹은 지지하다	빨강색	생존/물질적인 욕구	부신

몸 부위	원소 & 행성	점성술	감각
두개골위, 대뇌피질, 피부	생각/우주에너지 천왕성	물병자리	자기이면 (내면)
눈, 두개골 내부	빛/텔레파시 에너지 해왕성, 목성	사수자리	6감
입, 목, 귀	지구 수성	쌍둥이자리, 처녀자리	소리/청각
심장 & 가슴, 폐, 순환	공기 금성	천칭자리, 황소자리	감각
소화계, 근육	불 화성 & 태양	양자리, 사자자리	시각
생식기, 방광, 전립샘, 자궁	물 명왕성	게자리, 전갈자리	미각
뼈, 해골구조	땅 토성	염소자리	후각

차크라 시트

차크라와 위치		아로마오일	수정	동물 & 원형	음식
왕관 (7th) 정수리		라벤더, 프랑킨센스, 로즈우드	자수정, 백수정, 다이아몬드	(없음) 구루/ 자기중심적	(없음) 단식
제3의 눈 (6th) 미간&눈썹사이		히아신스, 바이올렛, 로즈 제라늄	자수정, 플로라이트, 아주라이트	(없음) 심령술사/ 이성주의자	(없음)
목 (5th) 중심, 목		카모마일, 머르	라피스라쥴리, 터키석, 아쿠아마린	코끼리, 황소 전달자/ 감춰진 자아	과일
가슴 (4th) 가슴중앙		장미, 베르가못, 멜리사	워터멜론 토르마린, 장미수정, 에머랄드	가젤/영양 연인/연기자	야채
태양신경총 (3rd) 배꼽사이 & 흉골		베티버, 일랑일랑, 베르가못	아벤츄린, 선스톤, 황수정	암 양 영적인 전사/ 단순 노무원	복합탄수화물
천골(2nd) 아랫배, 배꼽사이, 생식기		자스민, 로즈, 산달우드	황수정, 홍옥수, 골든 토파즈	물고기 꼬리를 가진 악어 군주/ 순교자	액체상의 음료
뿌리(1st) 항문사이, 생식기		시더우드, 머르, 파추올리	헤머타이트, 타이거아이, 블러드스톤	코끼리 지구어머니/ 희생자	단백질, 고기류

육체적 장애	감정적 장애	성스러운 연결	발달되는 나이 & 생의 배움
오염에 대해 민감, 간질 만성피로, 알츠하이머	우울, 강박관념, 혼란	병자성사	(없음) 사심이 없음
두통, 안좋은 시력, 신경불안, 녹내장	악몽, 배움에 대한 어려움, 환각	안수례	(없음) 감정적 지혜
인후염, 목통증, 갑상선문제, 이명, 천식	완벽주의, 감정의 표현을 하지 못함, 창조성의 결여	자백	28~35살 개인표현
얕은 호흡, 고혈압, 심장질환, 암	배신에 대한 분노, 의존적, 우울증	결혼	21~28살 용서와 연민
위궤양, 당뇨, 소화문제, 만성피로, 알레르기	과민함, 조절이 필요, 낮은 자존감	견진성사	14~21살 자부심, 자신감
발기부전, 불감증, 자궁 & 전립선, 아래쪽 등	왜곡된 성적 충동, 감정불안, 고립감	교감	8~14살 사회조건에 대한 도전의식 유발
퇴행성 관절염	정신적 무기력, 광대함 내면의 고요함을 참지못함	세례	1~8살 자아확립

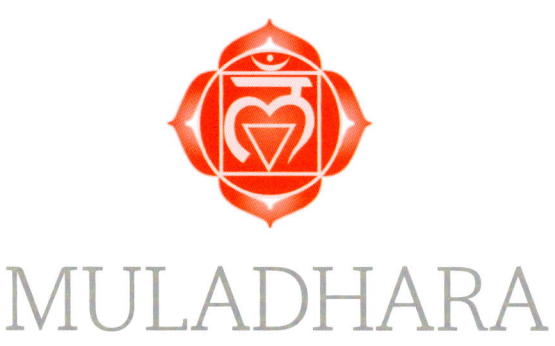

MULADHARA
첫 번째 뿌리 차크라

차크라 여행의 시작은 뿌리 차크라입니다. 산스크리트어로는 물라다라라고 하며 '뿌리' 혹은 '지지하다'라는 뜻을 가지고 있습니다. 물라다라는 아래로 향하는 삼각형과 네모를 둘러싸고 있는 네 개의 연꽃잎으로 묘사됩니다. 쿤달리니(Kundalini) 여신을 상징하기도 하는데, 남근(링가)을 꽈배기 모양으로 감싸고 있는 뱀의 형상으로 남성의 성적 능력을 상징합니다. 여성의 성적센터는 두 번째 차크라인 천골에 있습니다. 힌두교의 전설에 따르면, 쿤달리니는 각각의 차크라를 회전시켜 깨우며 상승하며 최종적으로 크라운 차크라에 도착하게 되면 '깨달음'을 성취하게 된다고 합니다.

뿌리 차크라는 육체적인 욕망과 인간의 생존과 관련이 있습니다. 차크라 중 가장 낮은 진동주파수를 가지고 있으며, 빨간색에 상응합니다. 물라다라의 상징 중 네모는 땅의 원소를 의미하며 얀트라라 불립니다. 아래쪽을 향하는 삼각형은 하강하는 에너지를 상징하며 지구와의 연결을 나타냅니다. 뿌리 차크라 사이에서 연결이 되어 중력을 만드는데, 중력은 아래로 끌어당기는 힘으로 우리를 물질세계 속에 존재하게 합니다. 네 개의 연꽃은 세속적인 세계의 네 개의 원소를 의미하며 가네샤(Ganesha) 신과 매치 됩니다. 그는 코끼리의 머리를 가지고 있는 신으로 힌두교에서는 우리의 삶 속의 장애물들을 극복하게 도와준다고 믿고 있습니다. (역주-가네샤는 풍요의 신으로 돈과 풍요를 가져다준다고 알려져 있습니다).

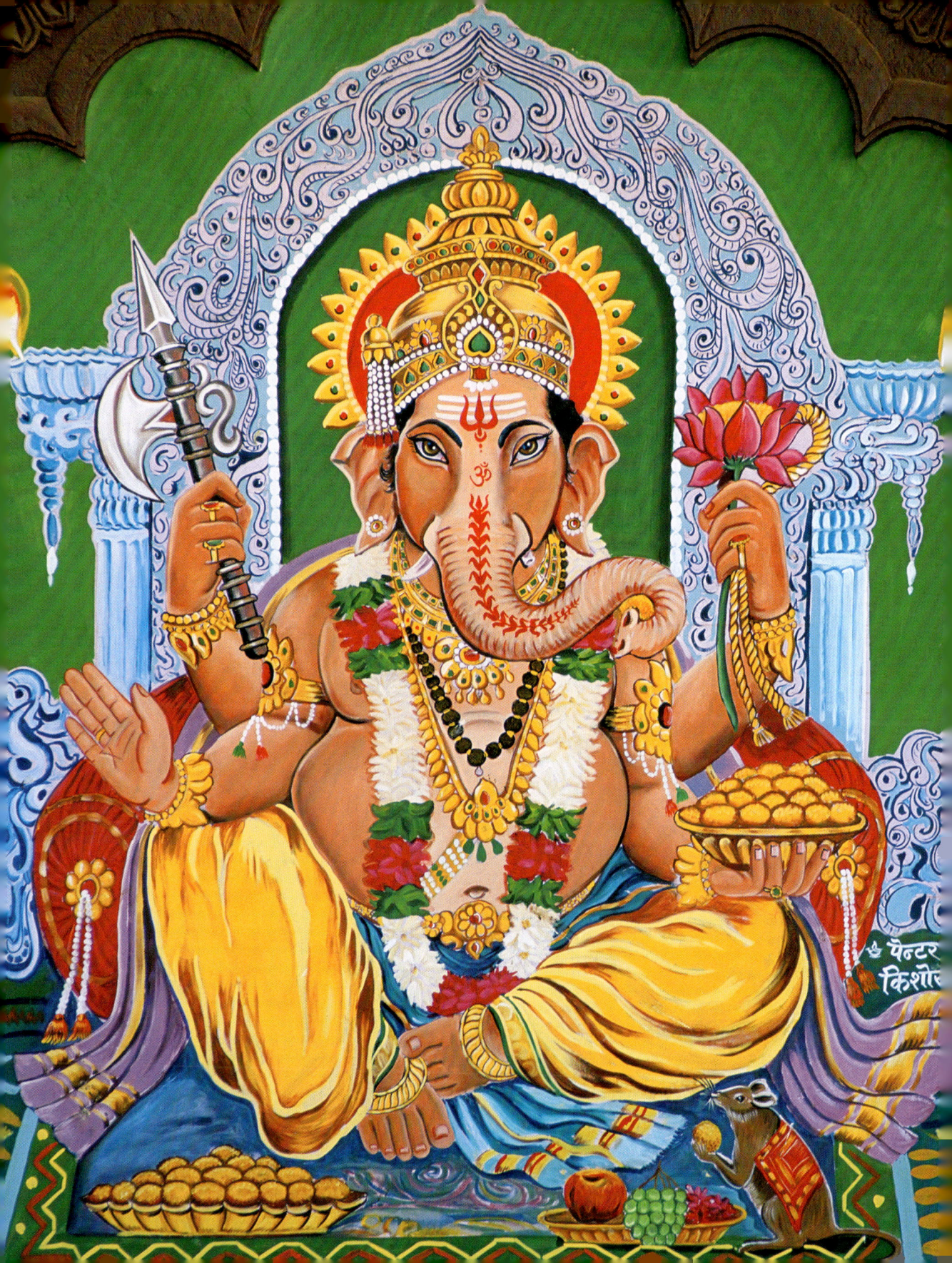

Root

뿌리 차크라의 관련성

첫 번째 차크라인 뿌리 차크라가 무엇인지를 알려드리는 차트로써 차크라와 연결된 상징과 연상되는 모든 것들을 소개하고 있습니다. 한눈에 알아보기 쉽게 정리된 자료들은 당신의 제단을 꾸미기 위해 물건을 배치 할때나(40쪽), 크리스탈 작업(44쪽)을 위해 수정을 선택할 때 어떤 것을 어떻게 사용해야 할지에 대한 영감을 줄 것입니다. 또한, 명상과 심상화를 할 때 필요한 다양한 이미지를 상상하는 데 도움을 줄 것입니다. 필요한 주제에 알맞은 상징과 테마를 연결하여 사용해보세요. 뿌리 차크라를 이해하며 그동안 살아가기 위해 섭취했던 음식, 운동을 알아차리게 될 것이며 사회 집단속 상호작용에도 집중하게 될 것입니다. 성공적이고 즐거운 차크라 여정을 이루기 위해 스스로가 주치의가 되어 차크라에 적용을 해보는 것이 필요합니다. 뿌리 차크라를 완전하게 이해하면 그것의 온전한 중요성을 알게 될 것입니다. 또한, 뿌리 차크라의 영향으로 신체가 건강해지면 더 높은 의식 차원으로 나아가는 데 도움이 될 것입니다.

차크라의 특징

아래의 과도한 (너무 열려있는 상태), 결함 있는 (막힌 상태), 그리고 균형 잡힌 차크라 에너지 중 어떤 것에 해당하는지 확인해보세요 – 그런 후 이장에서 소개하는 도구와 기법을 사용하여 필요한 행동을 취하도록 해보세요. (선택해야 합니다).

너무 열린 상태 (차크라의 회전이 너무 빠를 때) – 약자를 괴롭힘, 물질에 대한 탐욕, 자기중심적, 무모한 육체의 에너지

막힌 상태 (차크라의 회전이 느리거나, 완전히 움직이지 않을 때) – 감정의 결여, 낮은 자존감, 파괴적인 습관, 두려움

균형 잡힌 상태 (차크라가 균형을 유지하며, 회전이 적절한 진동 스피드를 가질 때) – 완전한 자기 통제력, 강한 육체 에너지, 안정적, 건강

뿌리 차크라

산스크리트어: 물라다라
의미: 뿌리, 지지하다
위치: 항문 사이, 생식기
상징: 아래로 향하는 삼각형을 포함하는 사각형과 그 둘레를 두르고 있는 네개의 빨간 꽃잎
연상되는 색상: 빨강색
원소: 지구
지배하는 행성: 토성

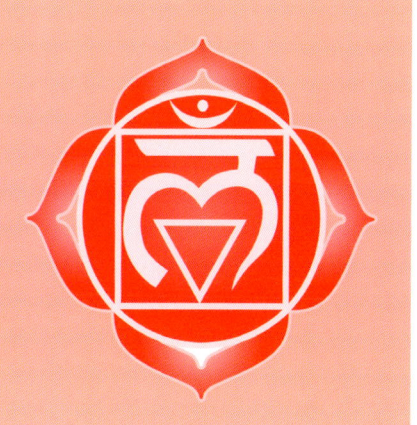

감정장애
무기력증, 광대함, 불분명한 마음, 고요하지 못함, 목표달성의 어려움

육체장애
관절염

상응하는 몸의 부위
뼈, 골격구조

육체의 연결된 부위
신장

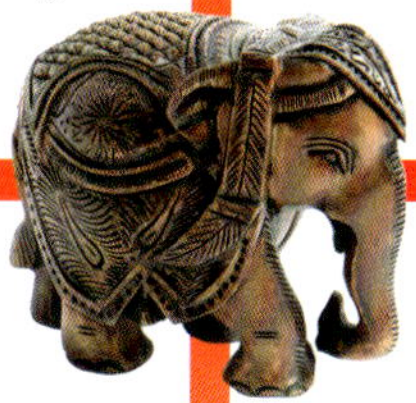

목표
육체의 건강과 신체 단련, 지구와의 연결, 안정감, 보안

삶의 배워야 할 점
스스로가 일어서기

배인 이슈
생존: 육체의 욕망

발달되는 나이
1~8살

원형
기능적인 원형 지구-어머니
역기능적인 원형 – 피해자

상응하는 동물
코끼리

사회 유대
부족의 힘, 가족소속감

신성한 연결
세례식

연관된 감각
냄새

음식
단백질, 고기류

인센스 / 아로마오일
시다우드, 페츄알리, 머릭, 머스크, 라벤더

크리스탈
아게이트, 블러드스톤, 타이거아이, 가넷, 루비, 헤마타이트, 오닉스, 장미수정, 연수정

THE ROOT CHAKRA: MULADHARA

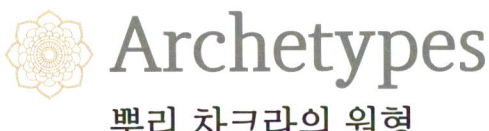
Archetypes
뿌리 차크라의 원형

뿌리차크라(첫번째)는 몸의 생존과 연결되어 있습니다. 이곳에는 유아시절의 원초적욕구를 따라야 하는지, 그러지 말아야 하는지를 포함, 우리가 인식하든 못하든 상관없이 어렸을 때의 경험들이 마치 테이프같이 저장되어 감정과 연결되어 있습니다. 뿌리 차크라는 우리의 심리적 건강의 근원적인 부분과 연결되어 있습니다.

'부족'의 생활방식은 오늘날과는 다릅니다. 먹을 것을 얻기 위해 사냥하거나 과일을 수집하기보다는 슈퍼마켓에 가서 언제든지 음식을 구할 수 있기 때문입니다. 많은 사람은 우리가 가족과 함께 있을 때 혹은 친구들과 함께 즐거운 일을 하거나 단체 구성원으로 활동할 때 좋은 기분을 느낀다고 생각합니다. '부족' 혹은 '대중의식' 속에서 우리는 어떤 믿음, 가치, 태도, 행동이 적절한지 생각합니다. 뿌리 차크라와 연결된 원형은 지구의 어머니와 희생자입니다. 이 원형은 긍정적인 면과 부정적인 면을 나타내는 동전의 양면과 같습니다. 희생자의 역할이 제대로 발현되지 못하는 사람들은 사회에서 자신의 문제를 다른 사람 탓하는 유형으로 흔히 볼 수 있으며 점점 증가하고 있습니다. 만약 당신이 희생자라고 느낀다면 자신을 힘이 없는 나약한 존재이며, 부족하다는 근거 없는 상상들을 계속할 것입니다. 왜냐하면, 자신이 통제하거나 바꿀 수 없는 것들에 대해 실망감을 느끼기 때문입니다. 무의식적으로 아무것도 할 수 없고 먹을 수 없어 누군가를 의존해야만 하는 아기라고 생각할지도 모릅니다. 스스로 자신 안에 원하는 모든 것을 채울 힘이 있다는 것을 깨달았을 때, 자신의 경험을 기회로 만들어 갈 것입니다. 부정적인 원형을 바꾸기 위해서 스스로 선택할 수 있는 권한이 있고 최고의 삶을 살아갈 자격이 있다는 것을 인식하며 자신의 삶을 책임져야 합니다. 이 원형의 기능적인 측면은 '지구의 어머니'로, 양육하고, 보호하며, 조건 없는 사랑을 주는 보편적인 어머니 형상입니다. 지구 어머니를 떠올리면(성에 상관없이) 스스로가 자신에게 필요한 모든 신체적, 감정적인 보호를 하고 있다는 것을 알게 될 것입니다. 자신의 내면 아이를 어머니처럼 살펴보며 자기 스스로 또는 타인의 도움으로 이루지 못할 일은 없다는 것을 인식시켜주었을 때 지구의 어머니 성향을 발전시킬 수 있을 것입니다.

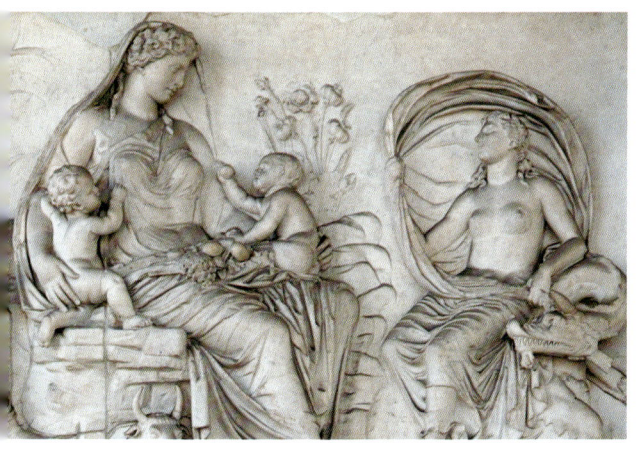

지구의 어머니

뿌리 차크라의 원형은 만물을 기르고, 보살피는 조건 없는 사랑과 연관되어 있습니다. 언제나 자신의 내면 아이가 보살펴지고 있으며, 안전하고, 편안하며, 긍정적인 원형으로 양육되고 있다는 것을 기억하세요.

어떻게 뿌리의 원형이 발전 될까?

아기는 '언제든지 요구만 하면' 먹을 수 있는 환경 속에서 자신이 필요한 것을 받을 수 있다는 것을 배운다고 심리학자들은 말합니다. 이러한 환경에서 자라게 되면 성인이 되어도 자신이 원하는 것을 얻을 수 있다는 확신이 있어 좀처럼 실망하지 않습니다. 만약 우는 아기를 내버려 두면 어른들에 대한 불신과 실망을 경험하며, 원하는 것을 받지 못할 수도 있음을 알게 됩니다. 그 경험은 어른이 된 후 사람들과 관계를 맺는 데 영향을 줄 수 있습니다.

희생자(피해자)

희생자는 자신을 연약하다고 생각합니다. 타인에게 아무런 영향력을 끼칠 수도, 상황을 바꾸거나 문제를 해결할 수도 없다고 느낍니다.

명상과 매일 질문 및 확언을 통해 (46쪽) 당신은 지구 어머니에 대해 더 자세히 알게 될 것이며, 희생자는 자신의 삶을 스스로 다스릴 수 있을 것입니다.

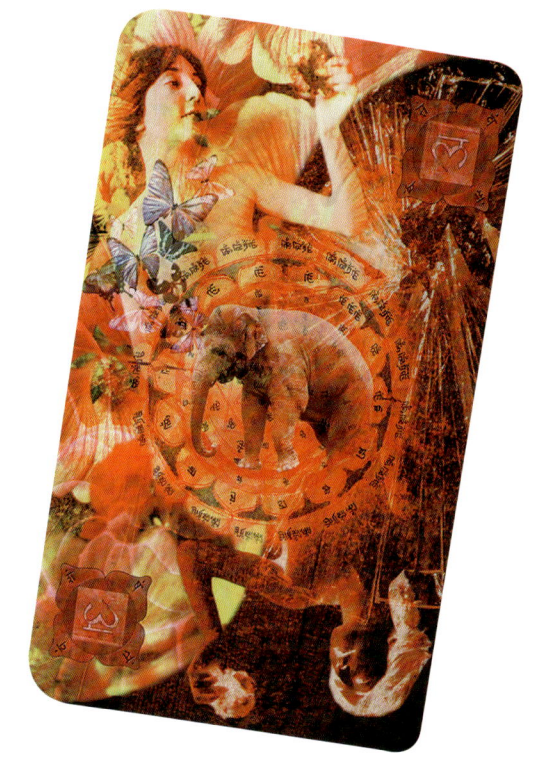

제단:
뿌리 차크라

피터는 최근 자신을 몹시 간섭하던 어머니를 잃어버렸습니다. 어머니의 장례식이 치러진 지 한 달 후 그는 자신이 단 한 순간도 의심의 여지 없이 어머니 뜻에 따르고 있었다는 것을 깨달았습니다. 어린 시절 내내 어머니 뜻대로만 살았었던 피터는 결국 자신의 가정을 책임지지 못하고 실패하게 되었습니다. 이제 그는 자신을 보살피고 자신이 원하는 것을 들어 주기 시작했습니다. 또한 계속해서 재발하는 잔병을 극복하는 데 어려움을 겪으면서 그의 삶이 얼마나 정체되었었는지 깨닫게 되었습니다. 건강문제로 만족할만한 직업을 가질 수 없었기 때문에 그의 잠재력을 펼쳐 본 적도 없었습니다. 피터는 만성적인 변비와 비만에서 벗어나기 위해 이 제단을 꾸몄습니다. 이 제단은 피터가 에너지에 집중할 수 있게 하여 다시 사회구성원으로 변화하도록 도움을 주었습니다.

피터의 뿌리 차크라 치유작업을 위하여 시도했던 제단의 모습입니다. 이 제단은 영감을 주기 위한 하나의 예 입니다. 특별한 의미가 있는 물건들을 모아 당신만의 제단을 꾸며보세요.

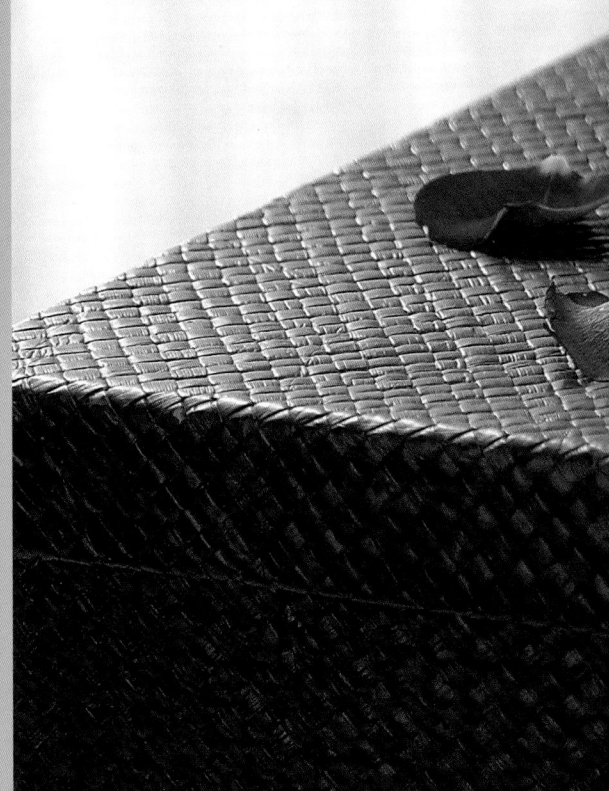

· 빨간색, 쇠로 된 바오딩 볼(Baoding ball)
· 장미 - 그의 마음에 드는 꽃
· 검은 나무로 조각된 코끼리
· 지구와의 연결을 위한 아게이트, 헤머타이트, 타이거아이 원석
· 시더우드 인센스 향
· 가네쉬 - 새로운 모험을 시작을 의미하는 코끼리 신의 머리
· 일상의 변화들을 기록할 빨간 노트
· 명상시간 동안 불을 켜줄 빨간 초

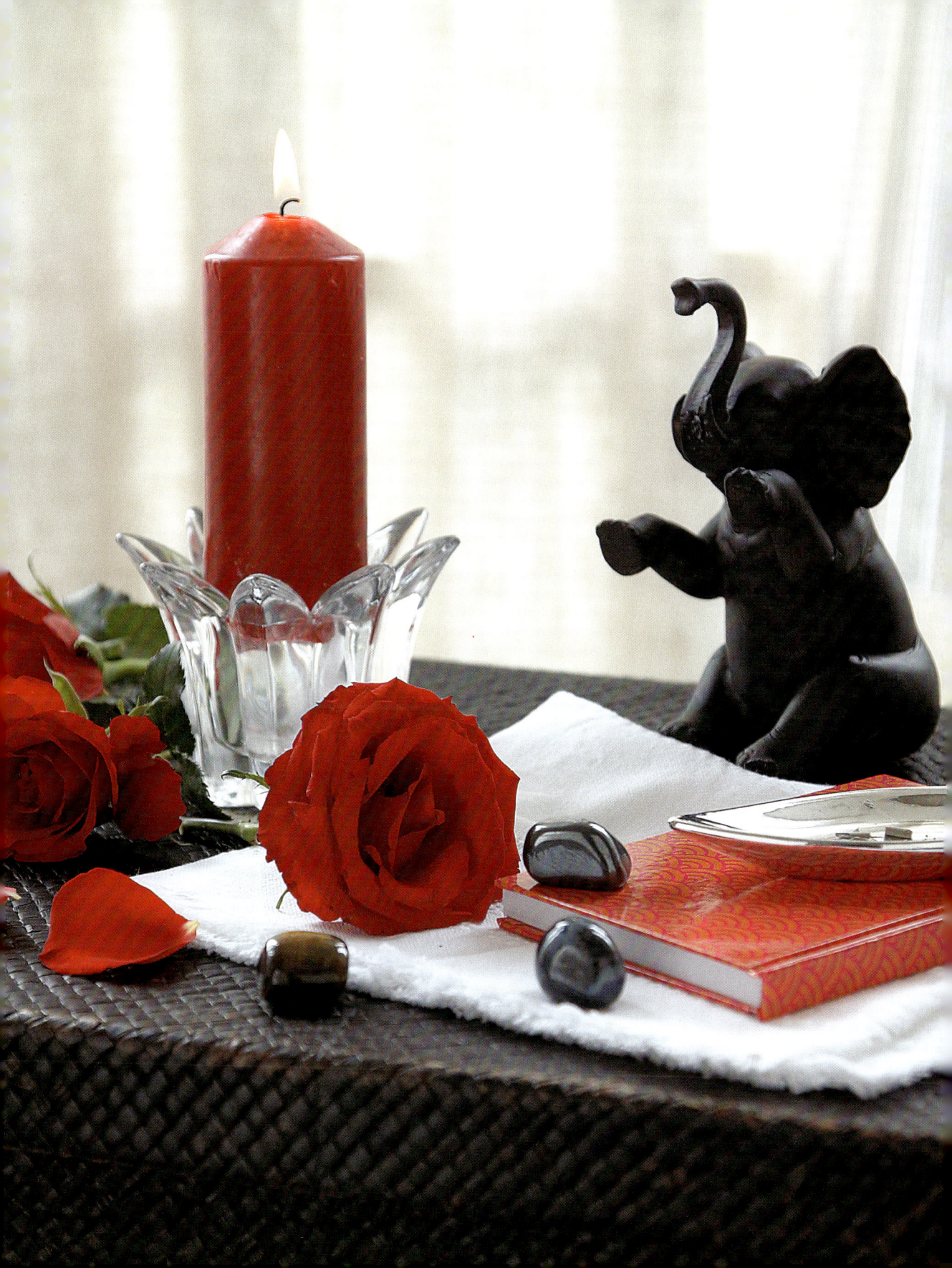

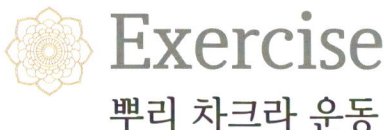
Exercise
뿌리 차크라 운동

이 운동은 세투 반다아사나 (Setu Bandhasana) 라는 요가의 '브릿지' 자세의 변형으로 뿌리 차크라의 에너지를 자극하는 데 도움을 줍니다.

1. 바닥에 누운 상태로 팔을 양옆에 편안하게 두고, 무릎은 구부리고, 발바닥은 어깨너비 정도로 떨어트립니다. 깊은 심호흡으로 숨을 내뱉으면서 등 아래를 바닥으로 누릅니다.

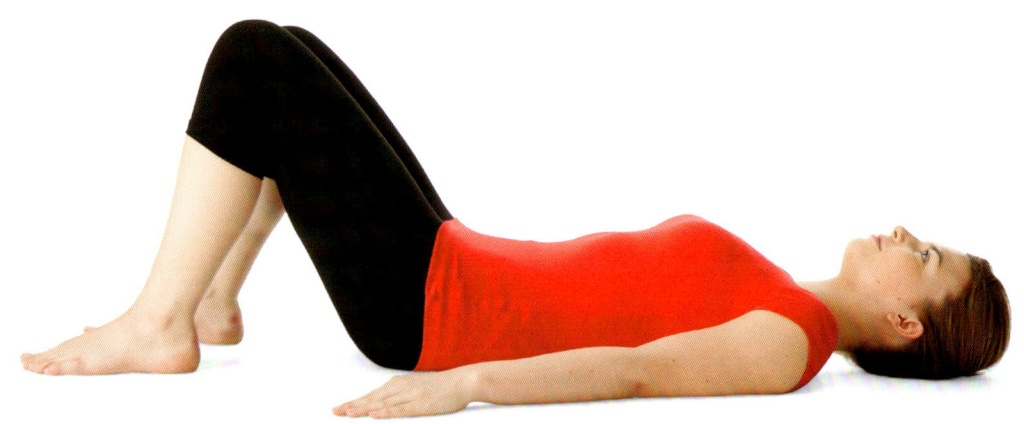

2. 내쉬는 숨과 함께 골반을 위로 들어 올리고 아래 허벅지에서부터 위쪽으로 엉덩이를 밀어 올립니다. 꼬리뼈가 천장을 향해 천천히 끌려 올라간다고 생각하면 좋습니다. 만약 등에 문제가 있다면 편안한 만큼 끌어올립니다. 종아리가 수직으로 있는지 확인합니다.

3. 허리를 보호하기 위해 엉덩이가 당기게 되는데, 계속해서 편안하다고 느끼는 만큼 위로 끌어올립니다.

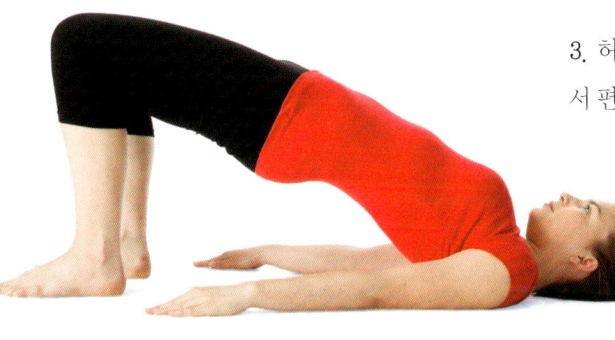

4. 등을 다시 아래로 천천히 내리면서 어깨가 바닥에 먼저 닿도록 합니다. 그리고 천천히 꼬리뼈까지 바닥으로 내려옵니다. 양옆의 팔을 바깥쪽으로 벌려 몸의 균형을 유지합니다. 당신의 온몸이 지구와 연결되는 것을 느끼면서 몇 분 정도 그대로 휴식을 취합니다.

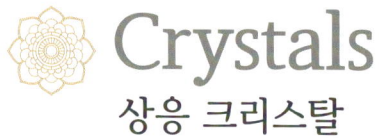
Crystals
상응 크리스탈

뿌리 차크라는 지구와 물질적인 세계를 연결해 줍니다. 상응 원석의 원소는 흙이며, 갈색, 회색, 검정, 빨강과 같은 토양의 색이 이 차크라에 적합합니다. 다음 소개되는 원석들은 개인적인 용도로 사용할 수 있을 뿐만 아니라 내면의 중심을 찾는 데 도움을 줄 것입니다. (26쪽을 보면 크리스탈 힐링에 대한 정보가 있습니다)

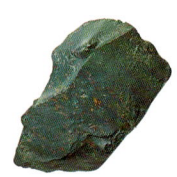
블러드 스톤 (Bloodstone)
어두운 녹색의 원석으로, 핏방울을 닮은 산화철의 내포물이 붉게 들어가 있습니다. 블러드 스톤은 '용기의 돌'로써 신체의 불균형으로 인한 불안을 완화 시켜 줍니다. 또한 육체와 정신, 감정을 정화하여 결정하는 데 도와줍니다. 또한, 신장과 간, 비장을 강화해 주며 해독을 촉진해 줍니다.

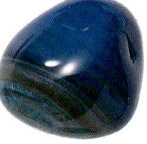
아게이트 (Agate)
파이어 아게이트나 브라운 / 브라운-블랙 모스 아게이트는 뿌리 차크라를 위한 최고의 선택입니다. 만약 차크라 에너지가 부족할 경우, 자존감을 키워주며, 신체적, 정신적 문제를 도와줄 것입니다. 특히 부정적인 생각을 제거함으로써 균형 잡힌 시각을 지니도록 도와줍니다.

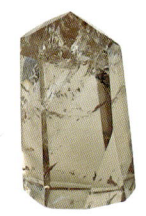
연수정 (Smoky Quartz)
밝은색에서부터 어두운 회색과 검정까지 다양한 색을 지닌 수정입니다. 현재의 순간에 초점을 맞추는 것을 도와주는 최고의 수정입니다. 생존에 대한 본능을 활성화하며 문제 해결을 위한 직관력을 키워줍니다. 부정적인 에너지와 감정의 정체를 풀기 위한 매우 유용한 원석입니다.

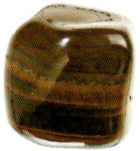
타이거 아이 (Tiger's Eye)
타이거 아이는 이산화 규소에 의해 마치 고양이 눈과 같이 무지개처럼 변하는 특별한 무늬를 가진 원석으로 황금색, 노란색, 어두운 갈색, 검은색에 이르는 다양한 색을 가지고 있습니다. 뿌리 차크라에 사용할 경우 도전에 필요한 에너지를 향상하며 긍정적인 기운을 복돋아 주어 목표를 달성하는 데 도움을 줍니다.

헤머타이트 (Hematite)

헤머타이트 색상 범위는 붉은 갈색에서부터 어두운 회색, 검정에 이르며 표면에 금속광택이 납니다. 이 원석은 두려움과 불안한 마음을 제거하여 새로운 시도를 하는 데 도와주는 원석입니다.

피터 (40쪽 참고)

피터가 어머니의 죽음을 극복할 수 있도록 다섯 개의 원석들을 그의 뿌리 차크라 위에 배치하였습니다.

- 모스 아게이트 – 감정과 육체를 보호를 해주며 자기 존중감을 향상합니다.
- 블러드스톤 – 육체적 문제를 제거해주며, 새롭게 재생되는 것을 돕습니다.
- 헤머타이트 – 부정적인 기운을 제거하며, 사회와 직장생활 속에서 가능성에 초점을 맞추어 살아가는 것을 돕습니다.
- 타이거아이 – 긍정적인 기운을 북돋아 주어 앞으로 나아갈 힘을 길러주며 자율적으로 살아갈 수 있도록 도와줍니다.
- 연수정 – 피터가 미래에 열정을 가지고 도전하도록 돕습니다.

크리스탈 힐링을 열린 마음으로 바라보고, 충분한 시간을 갖은 후 크리스탈을 골라보세요. 개인의 소망에 따라 크리스탈을 배치하도록 합니다.

- 따뜻하고, 편안한 장소를 선택합니다.
- 자신을 방해하는 것이 있는지 확인합니다.
- 조용한 음악이나 자연의 소리를 틀어 놓습니다.
- 인센스나 향초를 태웁니다.
- 편안한 옷을 입습니다.
- 먼저 화장실을 다녀옵니다.
- 충분한 수분섭취를 위해 물을 마십니다.
- 크리스탈을 최적의 상태로 정화하고 튜닝해 둡니다. (27쪽 참고)

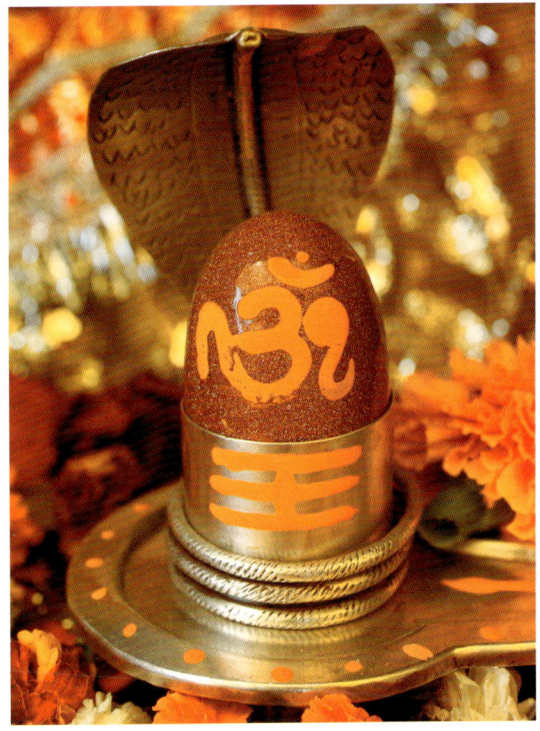

Meditation
뿌리 차크라 명상

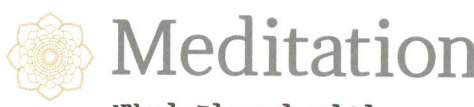

시작하기전에
느긋하고 편안한 시간을 선택합니다.

- 당신의 제단 앞에 앉거나 눕습니다. (40쪽) 색상, 상징과 연상을 통해 영감을 받도록 합니다.
- 오일, 향초나 향료로 분위기를 만듭니다.
- 원할 경우, 명상문구를 녹음하여 테이프로 만들어 틀어 놓습니다. 점(…)은 일시 정지를 의미합니다.

1. 코를 통하여 깊고, 천천히 호흡을 시작합니다.

2. 발에서부터 머리까지 긴장된 근육을 천천히 풀어 줍니다… 모든 근육의 긴장이 풀어지게 되면 의자나 바닥에 편안하게 몸을 기댑니다…

3. 주위를 둘러보면서 당신이 완벽한 공간에 있다는 것을 시각화 합니다. 당신은 안전하고, 따뜻한 곳에 있습니다.

4. 이 행복한 공간에서 당신과 함께 있는 사람은 누구인지 떠올려 봅니다… 그들에 대한 사랑을 느끼면서 당신 안의 세포들이 붉은 황금빛으로 밝게 빛나는 느낌을 느껴보며 즐거움으로 가득 채우세요…

5. 자애롭게 당신을 보살피는 내면의 어머니를 상상해 보세요. 당신을 부드러운 외투처럼 감싸고 있는 그녀의 미소를 느껴보세요… 그녀가 당신을 실망하게 하지 않으리라는 것을 알고 있습니다. 그녀는 당신의 한 부분이며, 언제나 당신을 지켜줄 것입니다…

6. 당신의 내면의 어머니에게 다가가 그녀를 껴안고, 키스하고, 그녀의 팔에 매달려 보세요. 그 감각들을 즐기세요… 서로를 알아가는 시간을 가져보세요. 다시 알아감과 신뢰의 감각을 즐겨보세요…

7. 그녀는 당신에게 선물을 줄 것입니다. 그것을 찾아 보세요. 그것을 느껴보세요. 그것을 냄새 맡아보세요. 색상과 모양에 감탄해보세요. 주위에 적절한 것이 있다면 맛도 봐 보세요… 어머니에게 감사한 마음이 듭니다. 그녀의 선물들이 보물이 될 것이라고 이야기합니다. 그리고 당신이 포기하려고 할 때 혹은 희생당했다고 느낄 때 언제나 다시 부르면 당신과 함께 할 것입니다…

8. 선물을 집어 들고는, 당신의 내면 어머니의 사랑의 에너지를 느껴보며 당신의 뿌리 차크라와 연결이 된다고 느껴보세요… 이 차크라의 4개의 연꽃 꽃잎이 바퀴처럼 회전하면서 돌아간다고 생각해 보세요…

9. 차크라가 천천히 움직이면서 따뜻해지고 붉은 빛이 당신의 몸 전체를 가득 채우는 모습에 집중을 해보세요. 그 빛은 당신의 다리 아래로 내려오면서 지구와 연결이 됩니다…

10. 당신의 일상적인 감각들로 돌아오기 전에 충분히 그 편안함, 안전함, 보호받고 있다는 느낌을 즐겨보세요.

매일 질문

1. 가정에서 진정한 당신을 반영하는 삶을 살고 있나요? 만약 아니라면 어떻게 변화시킬 수 있을까요?

2. 오늘 스스로 주는 보상은 무엇인가요?
(선물, 긍정, 칭찬 혹은 좋은 기회)

3. 오늘 하루 동안 풍요에 집중하였습니까? 결핍에 초점을 두셨습니까? 풍요로움을 주고 싶은 것들에 대해서 다시 한번 나열해보세요. (가족들의 지원/ 저축 등)

4. 어떻게 자금 사정을 좋게 만들 수 있을까요? 매주 지출 되는 비용을 나열해 봅시다. 어디를 절감할 수 있을까요?

5. 가족이나 친구와의 연락이 끊어졌나요? 어떻게 관계를 다시 시작할 수 있을까요? (의무가 아닌 사랑을 통하여 다시 만들어보세요)

6. 몸을 소중하게 생각하시나요? 적절한 식이요법과 운동, 정기적인 휴식을 취하시나요?

확언

1. 나의 몸은 나에게 더욱 중요해지고 있습니다. 나는 지속해서 나의 몸을 보살핍니다.

2. 나는 나의 삶에 대한 책임이 있습니다. 나는 어떤 상황에도 대처할 수 있습니다.

3. 나는 사랑과 신뢰, 도움이 언제나 나를 감싸고 있다는 것을 인식합니다.

4. 나의 내면 어머니는 언제나 여기에서 나를 지켜주고, 양육하며, 이끌어주고 있습니다.

5. 나의 삶은 늘 나에게 최상의 것들을 제공하고 있으며, 나는 늘 내가 원하는 것들을 얻습니다.

6. 나는 지구 어머니와 연결되어 있으며 매 순간 현실 속에서 보호를 받고 있다는 것을 압니다.

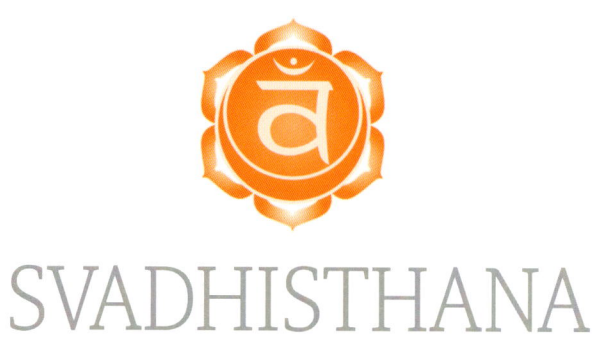

SVADHISTHANA
두 번째 천골 차크라

천골 차크라이 산스크리트 이름은 스바디쉬타나이며 기쁨, 성적 만족, 보살핌, 변화 등 삶 속에서 우리가 느끼는 '달콤함'을 의미하고 있습니다. 힌두에서는 흰색의 원 안에 있는 6개의 연꽃잎으로 묘사되며 물을 상징합니다. 쿤달리니처럼 꽈배기 모양의 물고기 꼬리를 가진 악어 마카라(makara)는 푸른색 초승달에 살고 있으며 성적 욕망을 상징합니다. 마카라는 억압당하거나 무시당할 때 분노를 표출합니다.

물은 천골을 이루고 있는 원소로, 방광 속에 있는 유동적인 액체이며, 순환계, 섹스, 생식기관을 담당합니다. 여성의 생식기 근처에 위치한 천골 차크라는 오렌지 색에 상응하며 보살핌, 감정, 수용성과 연결되어 있습니다. 또한 달은 인류가 생존의 단계를 넘어 쾌락의 욕구를 추구하는데 필요한 에너지와 관련되어 있습니다.

그리고 천골 차크라는 우리를 원초적 존재에서 가치있는 삶을 살아갈 수 있도록 도와줍니다. 초승달이 빛과 어둠을 표현하는 점에서 천골 차크라의 이중성을 알 수 있습니다. 그 이중성은 음과 양의 상반되는 에너지처럼 뿌리 차크라의 '부족' 에너지가 마치 온전한 '자신'으로 진화하기 위해 분열된 것을 의미합니다.

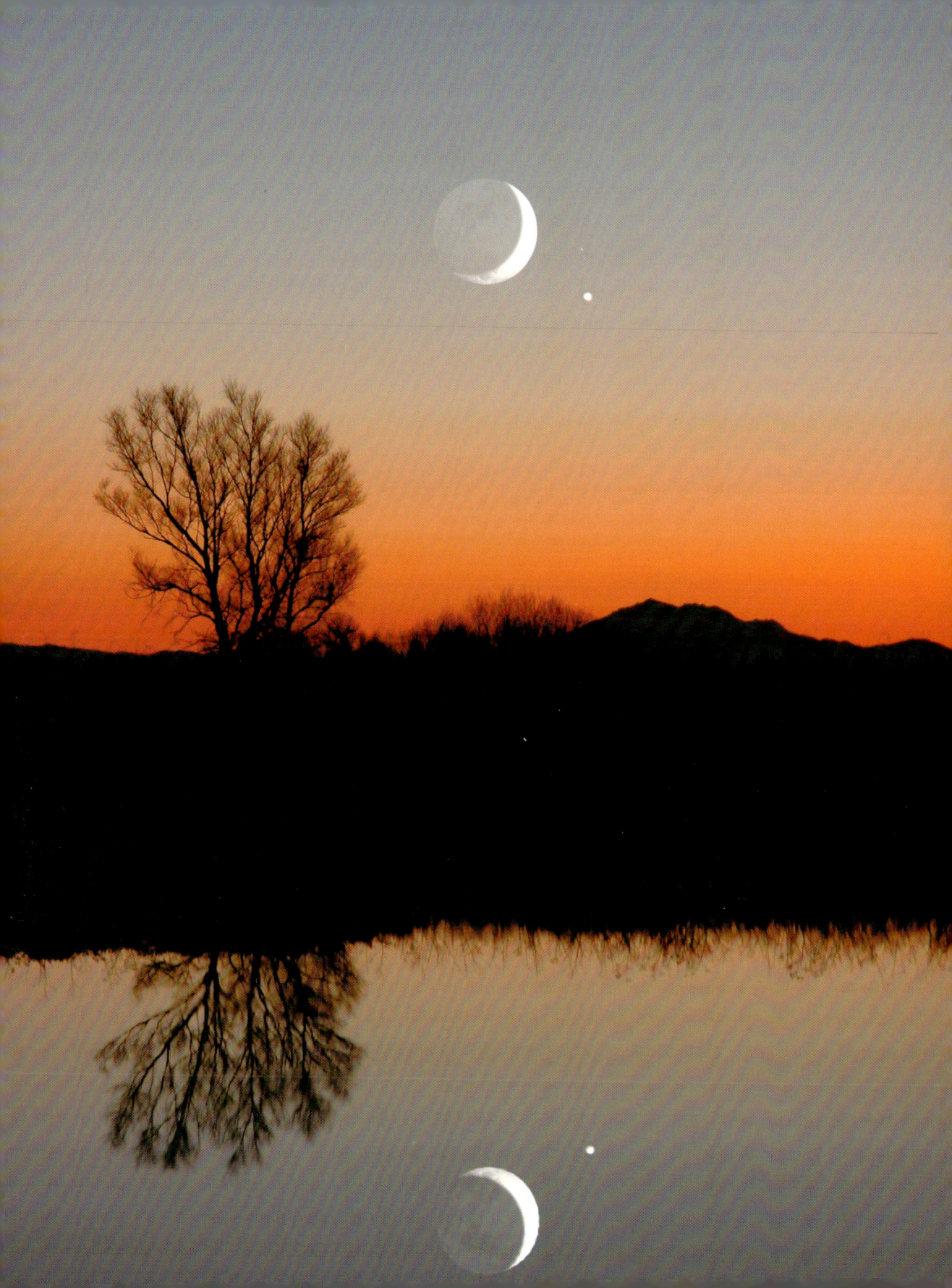

Sacral

천골 차크라의 관련성

두 번째 차크라인 천골 차크라가 무엇인지를 알려드리는 차트로써 차크라와 연결된 상징과 연상되는 모든 것들을 소개하고 있습니다. 한눈에 알아보기 쉽게 정리된 자료들은 당신의 제단을 꾸미기 위해 물건을 배치 할때나(54쪽), 크리스탈 작업(58쪽)을 위해 수정을 선택할 때 어떤 것을 어떻게 사용해야 할지에 대한 영감을 줄 것입니다. 또한, 명상과 심상화를 할때 필요한 다양한 이미지를 상상하는 데 도움을 줄 것입니다. 필요한 주제에 알맞은 상징과 테마를 연결하여 사용해보세요. 천골 차크라를 알아차리며 즐거운 욕망을 수용하고 어떤 모습이라도 있는 그대로 포용하는 마음을 가져보세요. 성공적이고 즐거운 차크라 여정을 이루기 위해 스스로가 주치의가 되어 차크라에 적용을 해보는 것이 필요합니다. (26, 59쪽) 열광할 수 있는 것을 만들어 삶 속에서 기쁨을 발견해 보세요. 가족이나 일, 대인관계 혹은 사회 활동과 관련된 창조적인 일을 만들면서 에너지를 쏟아부어 보세요! 천골 차크라가 당신에게 가져다 줄 기쁨입니다.

차크라의 특징

아래의 과도한 (너무 열려있는 상태), 결함 있는 (막힌 상태), 그리고 균형 잡힌 차크라 에너지 중 어떤 것에 해당하는지 확인해보세요 - 그런 후 이장에서 소개하는 도구와 기법을 사용하여 필요한 행동을 취하도록 해 보세요. (선택해야 합니다).

너무 열린 상태 (차크라의 회전이 너무 빠를 때)
- 감정의 불균형, 몽상가, 속임수, 성적 중독

막힌 상태 (차크라의 회전이 느리거나, 완전히 움직이지 않을 때) - 민감함, 이성을 대하기 어려움, 이유 없는 죄책감, 불감증, 발기부전

균형 잡힌 상태(차크라가 균형을 유지하며, 회전이 적절한 진동 스피드를 가질 때) - 신뢰, 표현, 그/그녀에 맞는 적당한 느낌, 창조성

천골 차크라

산스크리트어: 스바디쉬타나
의미: 단맛
위치: 아랫배, 배꼽 및 생식기 사이
상징: 오렌지 색의 꽃잎을 가지고 있는 두 번째 연꽃으로 초승달을 포함하고 있다. 달에는 꼬여있는 물고기의 꼬리를 가진 악어 마카라가 살고 있다.
연상되는 색상: 오렌지
원소: 물
지배하는 행성: 명왕성

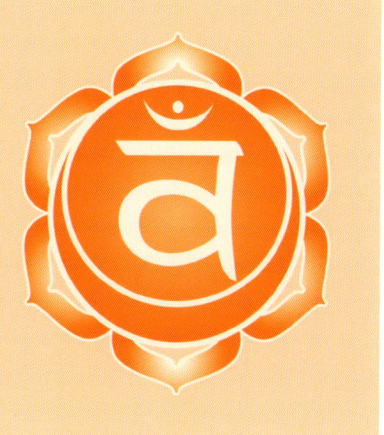

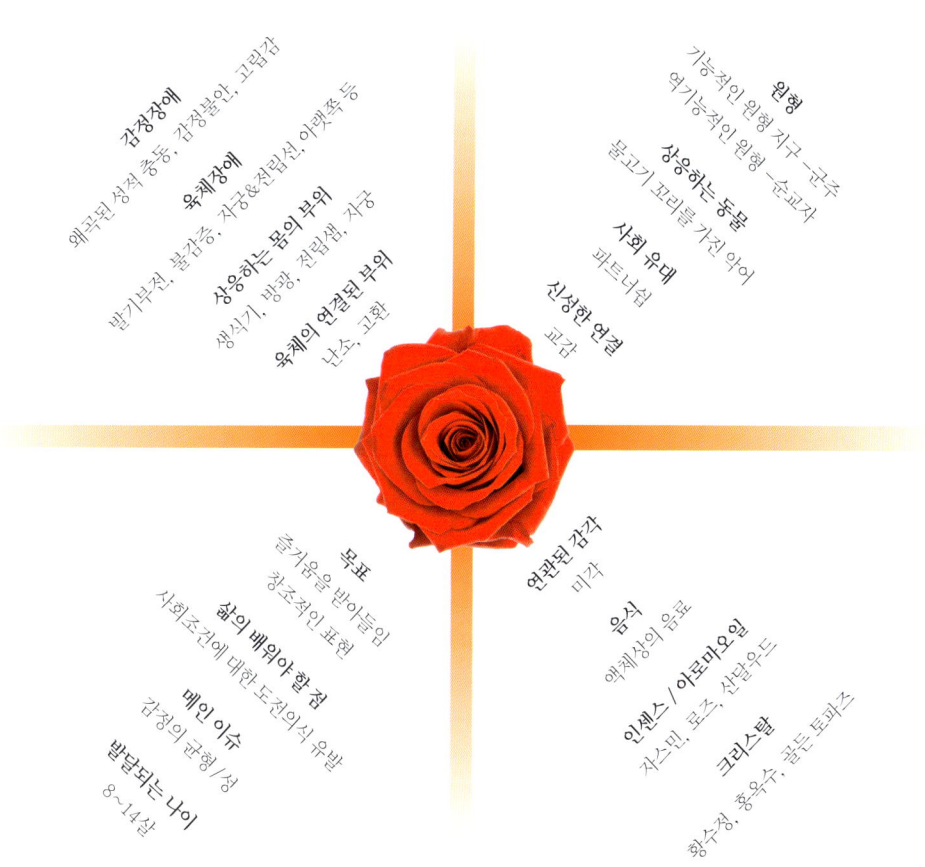

감정장애
왜곡된 성적 충동, 감정불안, 그리움

육체장애
발기부전, 불감증, 자궁 & 전립선, 아랫쪽 등

상응하는 몸의 부위
생식기, 방광, 전립샘, 자궁

육체의 연결된 부위
난소, 고환

원형
기능적인 원형 지구 — 군주
역기능적인 원형 — 순교자

상응하는 동물
물고기 꼬리를 가진 악어

사회 유대
파트너쉽

신성한 연결
교감

연관된 감각
미각

음식
액체상의 음료

인센스 / 아로마오일
자스민, 로즈, 산달우드

크리스탈
황수정, 홍옥수, 골드 토파즈

목표
즐거움을 받아들임
창조적인 표현

삶의 배워야 할 점
사회조건에 대한 도전의식 유발

메인 이슈
감정의 균형 / 성

발달되는 나이
8~14살

THE SACRAL CHAKRA: Svadhisthana

Archetypes
천골 차크라의 원형

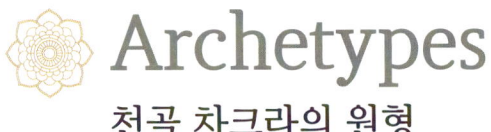

천골(두번째) 차크라는 뿌리(첫 번째) 차크라가 가지고 있는 개인적 책임능력과 자기 표현능력을 더 발전시킵니다. 천골 차크라의 원형은 군주와 순교자로 우리가 얼마나 인생을 풍요롭게 즐길 자격이 있는지 믿는 것과 연관이 있습니다. 천골 차크라의 원형은 기쁨과 성취, 그리고 고통과 희생의 양극성을 표출하고 있습니다.

순교자는 그들의 삶을 고통스럽게 하는 원인은 늘 외부로부터 오며 자신은 늘 그 상황에 부닥쳐진다고 생각하며 상황을 비난합니다. 희생자보다는 그 강도가 약하지만, 더 나은 선택을 할 수 없다고 생각한다는 점에서는 비슷합니다. 순교자는 스스로가 고통을 받아야 한다는 확고한 신념을 가지고 있으며 상황을 만들어 놓아가는 부정적인 태도를 바꿀 만한 동기가 없으며, 스스로를 불쌍한 상황에 부닥치게 합니다. 순교자의 삶에서는 좋은 기회들이 충분히 찾아오지 않았기 때문에 스스로가 상황을 변화시킬 수 없다고 믿고 행동하며, 정당화하는 결핍의 감정으로 채워져 있으며, 재수 없게 그러한 삶을 살아가고 있다고 생각합니다. 그래서 그들은 늘 우는소리를 하며 불평을 하지만 어떠한 행동도 취할 수 없습니다. 그들은 삶을 발전시키고 자신이 바라는 대로 삶을 변화시키기 보다는 처한 삶을 받아들이며 수동적으로 살아갑니다. 엄마들은 자신이 원하는 것이나 욕구를 적절하게 고려하지 않고 늘 가족들을 보살펴야 한다고 생각하기 때문에 자주 순교자로 발전하게 됩니다.

이 동전의 긍정적인 면은 바로 군주입니다. 군주는 삶의 좋은 것들이 자신의 일상생활 속으로 들어오는 것을 허용합니다. 그들은 순교자들을 포함하여 모든 사람들이(죄책감과는 대조되는) 함께 삶을 즐기기 원하는 성향을 띄고 있습니다. 군주는 삶에 얽매여서 살 필요가 없으며, 도전적인 상황과 맞서게 되면 성장하고 발전할 수 있는 긍정적인 기회라고 생각합니다. 그들은 삶이 긍정과 부정, 좋고 나쁨, 빛과 어둠의 그림자처럼 함께 한다는 것을 알고 부드러움면 안에 거침이 있다는 지혜를 압니다. 또한, 겨울이 지나고 봄이 옴을 알고 있습니다. 이러한 과정을 통해 자신을 성장시키는 것을 기뻐하며 내면세계가 좀 더 발전하는 기회를 제공합니다. 자신이 원하는 것을 모두 다 하는 것이 이 세계의 군주가 가장 최우선으로 꼽는 일입니다. 그들에게 삶은 누구보다 풍요롭고, 모든 것들이 그들 주위에 있으며 얻을 수 있습니다. 그리고 성적인 유희를 포함하여 이러한 아름다운 모든 것들을 누릴 자격이

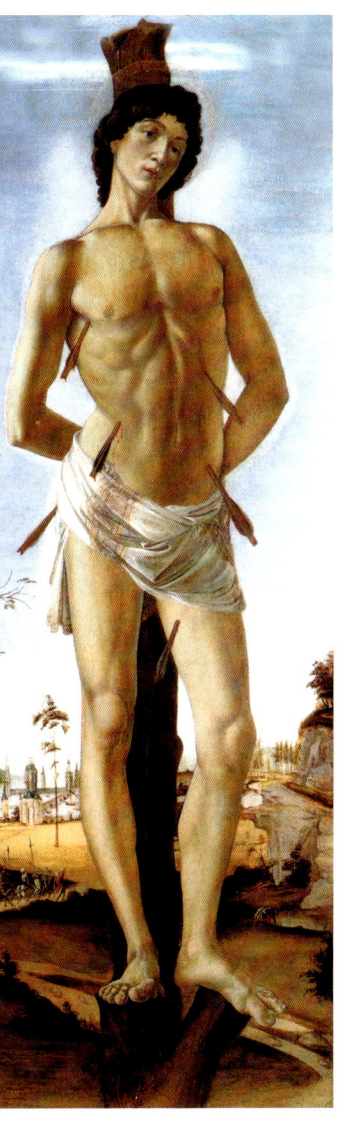

있다고 생각합니다. 서양의 문화가 성생활을 옹호하는 것처럼 군주에게 섹스는 죄악이기보다는 축제이며 즐기는 행위입니다. 이처럼 군주는 항상 삶 속에서 자신에게 이로운 것들을 찾습니다.

당연한 불행

순교자의 정신적 자학은 그들이 자신의 길에 오는 모든 불행과 고통을 받아야 마땅하다는 믿음에서 나옵니다. 여러 서양 사회와 종교 집단은 '인생은 고달프다' 힘든 일과 희생을 통해서만이 원하는 것을 얻을 수 있다' 그리고 '자기 자신보다는 다른 사람을 먼저 생각하라' 와 같은 메시지를 통해서 이러한 믿음을 부추깁니다.

군주

이 사람들은 반드시 다른 사람들보다 운이 좋은 것은 아니지만, 자연으로 예를 들자면 쓰레기나 더러운 개, 개미보다는 집에서 가꾸어진 꽃, 잘 다듬어진 잔디, 나비와 같은 존재입니다.

순교자

순교자들은 자기 연민에 푹 빠졌습니다. 그들은 사회 속에서 '자신을 불쌍히 여기는 자'입니다. 그들은 거의 알아주지도, 심지어 인정하지도 않는 사람들을 위해서 희생을 합니다.

60쪽에 있는 명상, 매일 질문과 확언을 진행하면, 삶의 모든 영역에서 열정을 탐구할 수 있게 될 것이며, 여러분을 억압하는 순교자의 고통의 족쇄를 떨쳐 버릴 수 있게 될 것입니다.

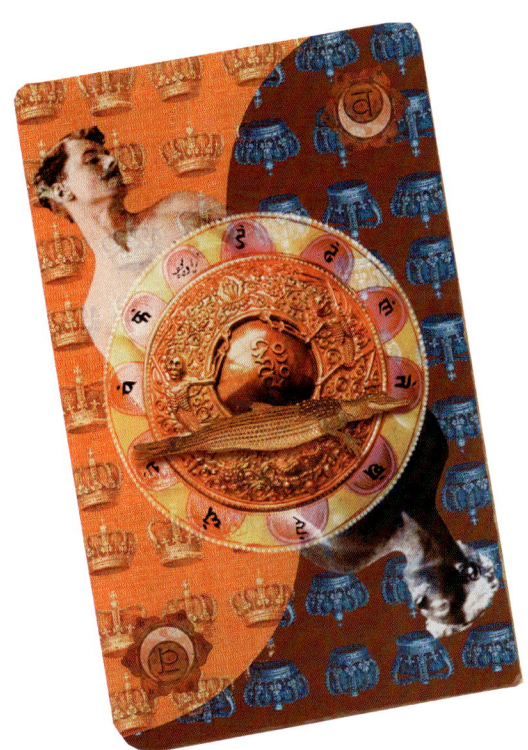

제단: 천골 차크라

바바라는 마크와의 관계가 바닥을 보이게 되자 제대로 기능을 하지 않는 천골 차크라를 안정시키고 강화하는 데 도움을 주고자 이 제단을 만들었습니다. 바바라는 마크와 6년 동안 사귀었음에도 불구하고, 점점 고독을 느끼고 있었습니다. 바람둥이였던 아버지의 기억에 사로잡혀, 바바라는 끊임없이 마크가 바람을 피우고 있다는 증거를 찾고 있었습니다. 그는 부정했지만요. 감정의 기복은 이 둘의 성생활에 해로운 영향을 끼쳤으며, 이는 다시 그녀의 일에 영향을 주었습니다. 자신을 도와주는 친구로부터 그녀의 부정적인 생각과 자기 연민을 바꿀 수 있는 행동을 취하도록 격려받은 후, 바바라는 아래의 물건들을 준비했습니다.

- 달콤한 관계를 위한 오렌지 향의 양초
- 자신에 대한 사랑을 되찾기 위한 하트 모양의 거울
- 사랑에 관한 시를 담고 있는 개인 노트
- 바바라의 행운의 숫자인 3
- 즐겁고 행복한 기억을 떠올려 주는 어린 시절의 장난감
- 천골 차크라의 핵심이자 물의 상징인 돌고래, 오렌지색 불가사리와 해마.
- 호박 반지, 오렌지 천연 원석 목걸이와 황금색 토파즈
- 군주와 순교자의 원형
- 관능성을 상징하는 오렌지색 깃털
- 마크와 휴일에 수집한 기념품

바바라의 천골 차크라 치유작업을 위하여 시도했던 제단의 모습입니다. 당신에게 영감을 주기 위한 하나의 예입니다. 스스로 특별한 의미가 있는 물건들을 모아 당신만의 제단을 꾸며보세요.

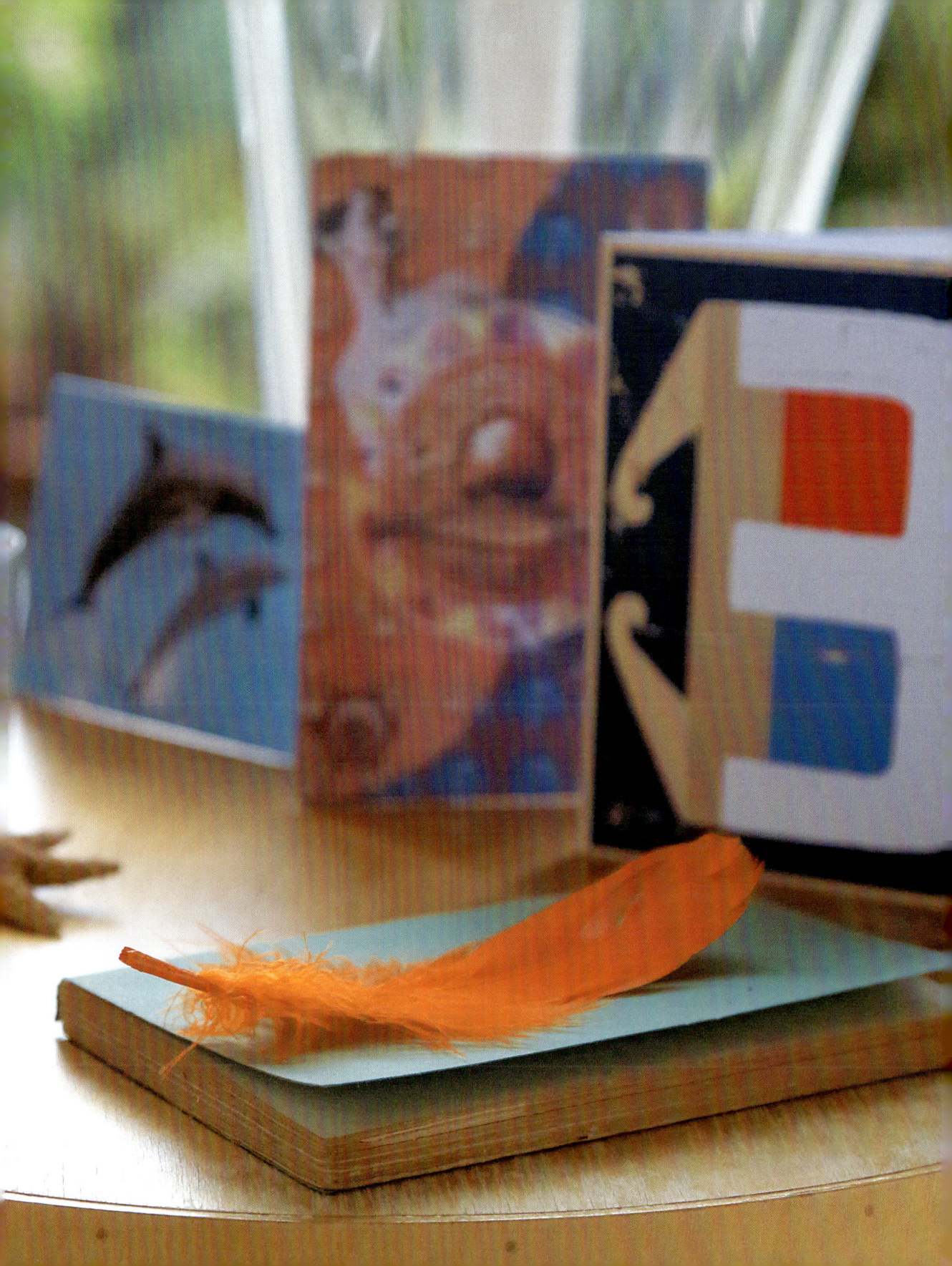

Exercise
천골 차크라 운동

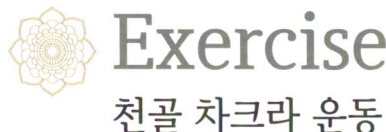

천골 차크라를 활성화하기 위해 고안된 운동법으로, 이 운동을 할 때는 자기자신을 억제하려고 하지 마세요. 만약 골반 바위 운동을 하면서 자신을 자책하거나 자세가 부끄러워서 불편하다면 아무도 보지 않는 독립된 공간에서 마이클 잭슨이나 엘비스 프레슬리를 떠올리며 스스로 즐거움을 찾도록 해보세요!

1. 등을 바닥에 대고 누워서 팔을 몸에서 45도 떨어뜨린 후 양발을 맞대고 무릎을 구부려 생식기 쪽을 향해 발을 잡아당깁니다. 무릎을 옆쪽으로 벌려, 허벅지 안쪽이 스트레칭 되게 해줍니다.

2. 무릎이 바닥을 닿지 않는다고 걱정하지 마세요. 나이와 유연성에 따라 달라집니다. 그저 개방된 느낌을 유지하면서 편안하게 있으세요. 억지로 바닥에 무릎이 닿으려고 무언가 하려고 하지 마세요. 그것은 몸이 원하는 것이 아닙니다.

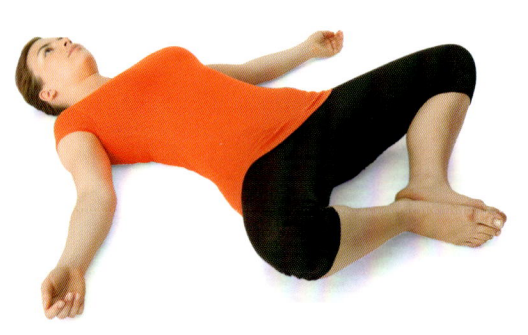

3. 무릎을 모아 가슴 쪽으로 끌어올립니다. 양손을 깍지를 껴서 무릎을 묶어 팔의 무게가 양 무릎을 누를 수 있도록 합니다.

4. 먼저 허리에 집중하면서 부드럽게 바닥을 향해 골반을 눌러줍니다. 그리고는 골반을 움직이며 꼬리뼈가 바닥에 압박이 가도록 해보세요. 이제는 부드럽게 바위가 흔들리는듯한 움직임에 집중하면서 따뜻한 오렌지색의 액체가 흘러나와 당신을 감싸고 있는 것을 상상해보세요. 당신의 천골의 모든 부분이 내부적으로 마사지 될 수 있도록 합니다.

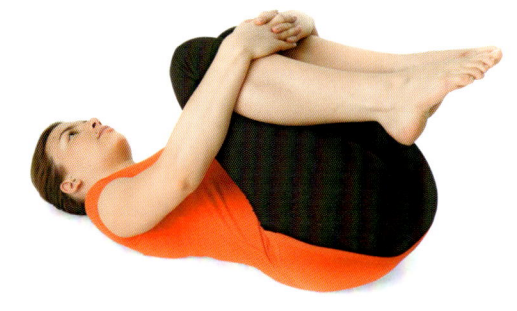

골반바위 운동

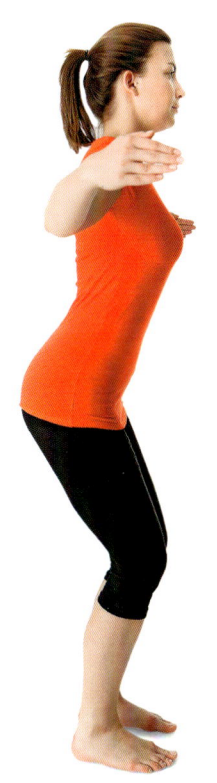 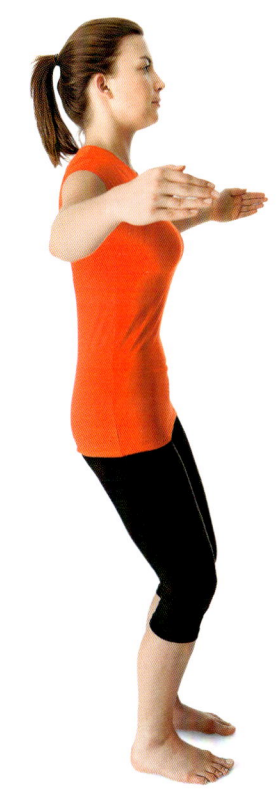 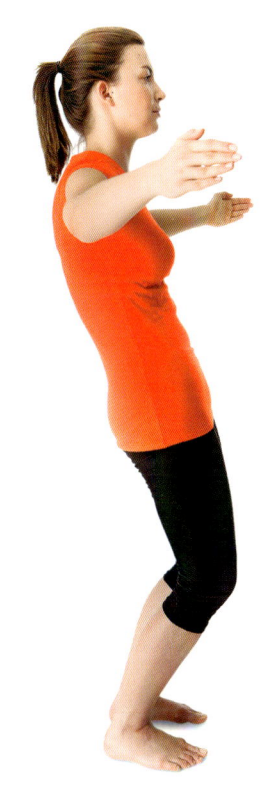

1. 발을 어깨너비 정도로 벌려 서 있는 상태에서 팔을 당신이 편안하게 느낄 정도로 넓게 벌리고, 무릎을 살짝 구부립니다. 그리고 균형을 잡습니다.

2. 몸을 고정한 상태에서 골반을 구부려 (당신의 엉덩이와 하복부 부분) 뒤쪽으로 엉덩이를 뺍니다.

3. 스윙동작으로 골반을 앞으로 내밉니다. 이 운동을 더욱 능숙하게 하기 위해서는 천골 차크라의 오랜지색의 바퀴가 부드럽게 회전하는 것을 마음속으로 떠올리며 리드미컬하게 골반을 앞뒤로 계속 움직일 수 있어야 합니다.

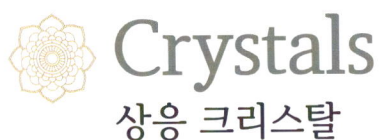
Crystals
상응 크리스탈

여기서 제시하는 크리스탈을 통해 천골 차크라와 관련 있는 감정의 안정, 창의적인 표현과 삶에서 즐거움을 향상해보세요. 진주, 옅은 은색에서부터 금색 광택이 나는 월장석(문스톤), 호박 빛깔의 토파즈, 황수정과 홍옥수까지 상응하는 크리스탈과 그 색상의 범위는 다양합니다. (크리스탈 치유에 관한 정보는 26쪽에도 나와 있습니다.)

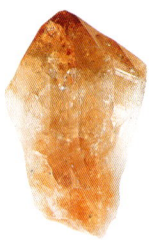

황수정 (Citrine)

수정과에 속하는 옅은 황갈색 또는 호박색의 황수정은 인간관계에서 감정의 상처가 있는 경우 마음을 여는데 용기를 끌어내 줍니다. 황수정은 감정을 성숙하게 하며, 특히 감정적으로 불안정한 시기를 경험하고 있는 이들에게 더욱 도움이 됩니다.

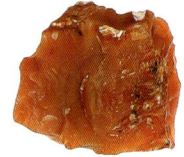

홍옥수 (Carnelian)

붉은 오렌지 빛깔의 홍옥수는 결단력을 키워주며, 무관심과 소극적인 성격을 떨쳐 버리는 데 도움이 됩니다. 홍옥수는 특히 감정적으로 힘든 상황에서 행동하는데 필요한 신체 에너지를 증진하는 데 유용합니다. 또한, 홍옥수는 감정적 자아의 슬픔을 덜어내는 데도 도움이 됩니다.

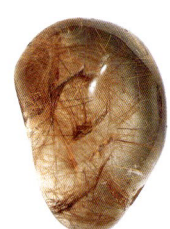

침수정 (Rutilated Quartz)

모든 차크라에 사용되는 매우 소중한 도구입니다. 침수정은 바늘같이 생긴 침 모양의 크리스탈을 함유하고 있어 독특한 모양을 하고 있습니다. 이 크리스탈은 수정이 가진 명상과 영적인 발전, 치유 효능을 동시에 가지고 있으며, 관계와 감정적 불균형을 안정화하는 데 도움이 됩니다.

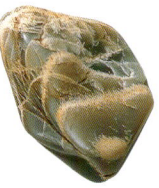

월장석 (Moonstone)

장석류에 속하는 우윳빛 광채의 월장석은 보통 색상이 없거나, 흰색 또는 은색을 띱니다. 월장석은 여성스러운 측면을 강화하는 데 도움이 됩니다. 감정을 다스려서 상황을 더 객관적으로 바라볼 수 있도록 해 주며, 과민증을 다스리는 데 도움이 됩니다. 또한, 스스로에 대한 유연함과 연민을 더욱 크게 불러일으킵니다.

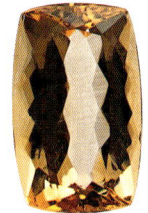

골든 토파즈 (Golden Topaz)

골든 토파즈는 세 가지 차크라를 활발히 자극하는 귀한 크리스탈입니다. 천골 차크라에 사용되는 골든 토파즈는 내면의 평화와 정신의 온화함을 일깨우는 데 도움을 주어 문제에 대해 새로운 관점을 가질 수 있도록 해 줍니다. 또한 골든 토파즈는 몸이 좋지 않을 때 신체적, 정신적 또는 감정적으로 활력을 주는 데 도움이 되는 배터리 역할을 합니다.

크리스탈 힐링을 열린 마음으로 바라보고, 충분한 시간을 갖은 후 크리스탈을 골라보세요. 개인의 소망에 따라 크리스탈을 배치하도록 합니다.

- 따뜻하고, 편안한 장소를 선택합니다.
- 자신을 방해하는 것이 있는지 확인합니다.
- 조용한 음악이나 자연의 소리를 틀어 놓습니다.
- 인센스나 향초를 태웁니다.
- 편안한 옷을 입습니다.
- 먼저 화장실을 다녀옵니다.
- 충분한 수분섭취를 위해 물을 마십니다.
- 크리스탈을 최적의 상태로 정화하고 튜닝해 둡니다. (27쪽)

바바라 (54쪽 참고)

이 제단은 바바라에게 사용된 것으로, 그녀는 배우자와 관련된 문제를 다루기 전에 치유사가 그녀의 성숙하지 못한 감정과 관련된 내면의 깊은 문제를 다루는 데에 동의했습니다. 그래서, 그녀를 위한 수정 배치는 오직 황수정만을 사용하여 천골 부위에 올려놓는 방법으로 구성되었습니다. 먼저 바바라는 크리스탈에 손을 올리고, 눈을 감은 채, 그 특별한 수정이 끌어당기는 힘을 느끼도록 하였습니다. 그 힘은 크리스탈의 진동이 바바라 자신의 신체 반응과 일치한다는 신호입니다. 그녀는 자신의 천골 부위를 따라 흐르는 따뜻한 오렌지빛의 액체를 상상하며, 남편의 불륜에 대한 공포를 해소하고, 마음먹기에 따라 과거의 경험은 현재에 아무런 영향을 주지 못한다는 점을 깨닫도록 노력했습니다.

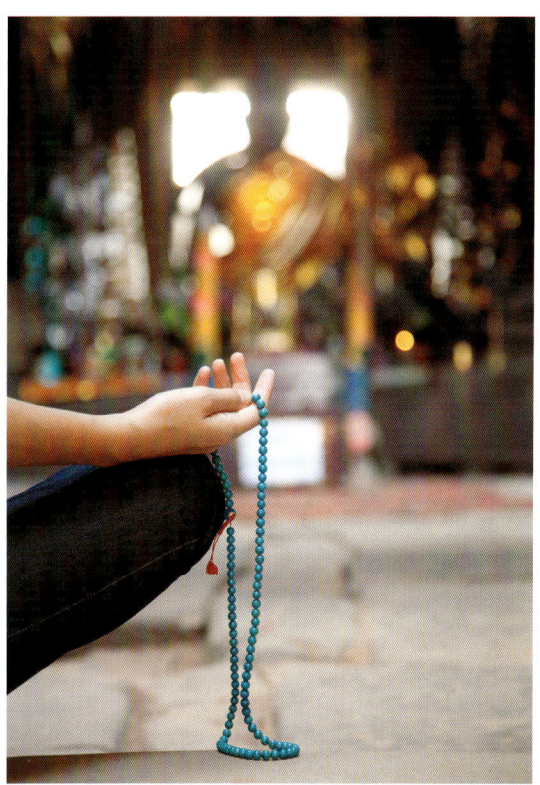

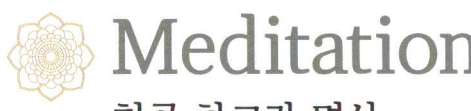
Meditation
천골 차크라 명상

시작하기전에
느긋하고 편안한 시간을 선택합니다.

- 당신의 제단 앞에 앉거나 눕습니다. (54쪽)
  색상, 상징과 연상을 통해 영감을 받도록 합니다.
- 오일, 향초나 향료로 분위기를 만듭니다.
- 원할 경우, 명상문구를 녹음하여 테이프로 만들어 틀어 놓습니다. 점(...)은 일시 정지를 의미합니다.

1. 가만히 누워 몸속에서 계속되는 변화와 움직임을 의식하도록 합니다... 심장 박동... 몸 속을 흐르고 있는 피의 흐름... 몸 전체에 활기를 되찾게 하는 보이지 않는 세포가 활동적으로 움직이고 있으며, 당신의 모든 호흡은 삶을 찬양하고 있습니다... 건강과 즐거운 삶을 위해 필요한 모든 것을 당신에게 주고 있습니다.

2. 숨을 쉴 때 복부의 부드러운 움직임에 집중합니다. 즐거움과 활력을 의미하는 따뜻한 오렌지빛으로 복부가 가득 차 있다고 상상합니다. 이것은 모두 당신이 풍부하게 사용할 수 있는 것입니다...

3. 즐거웠던 경험을 떠올립니다... 지금 그 순간의 기억을 떠올리게 해 주는 모든 감각을 생각해 냅니다... 어떤 기분이었는지... 당신 주변의 색상은 어떠했는지... 질감은... 형태는... 소리는... 냄새는... 맛은 어떠했는지 기억해 봅니다.

4. 그 이미지를 복부로 이동시켜서 따뜻한 오렌지빛이 복부에 가득 퍼지도록 합니다. 이는 그 경험을 확장하여 훨씬 더 만족스럽고 즐거운 것으로 만들어 줄 것입니다... 그 순간의 즐거움에 몸을 맡깁니다...당신은 삶 속에서 매일 어떤 것을 경험하기를 원합니다... 그리고 매 순간 당신은 그것을 당신 마음 안에 간직할 수 있습니다...

5. 당신이 선택하기만 한다면, 삶은 놀랍고 이로운 경험의 연속이 된다는 것을 알고 있습니다...현재 당신이 하는 모든 일에서 기회, 사랑, 기쁨과 즐거움을 찾도록 합시다. 당신은 그것을 원합니다.

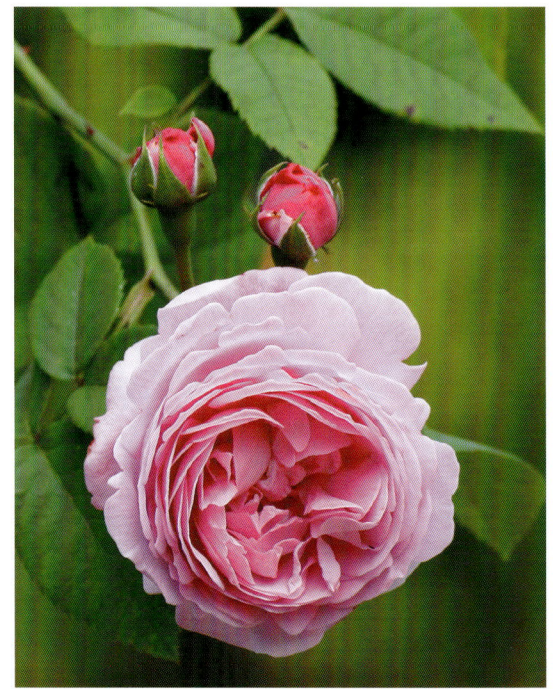

매일 질문

1. 변화를 받아들일 준비가 얼마나 되어 있습니까? 오늘 한 가지 작은 것을 변화시켜 보세요.

2. 성생활에서 얼마나 창의적입니까? 파트너와 함께 성적 판타지에 관해 이야기해 보세요.

3. 상대에게 맞추기 위해 어떤 희생을 감수하나요? 한 사람만 원하는 관계는 두 사람 모두에게 독이 됩니다. 다음 번에는 '아니오' 라고 말해 보세요. 설명하려 하지 마세요.

4. 자신의 여성적 측면과 남성적 측면을 존중 하나요? 하루는 부드러웠다가 다음 날에는 단호해져도 괜찮습니다. 상황이 다른 만큼 다른 반응이 필요합니다.

5. 주는 것보다 받는 것이 좋나요? 선물을 받으면, 즐거운 마음으로 다른 사람에게 무언가 선물을 해 보세요. 당신은 주는 즐거움을 모르나요?

6. 원하는 것을 이루기 위해서는 먼저 희생을 해야 한다고 생각하나요? 삶이 달콤하고 순조롭게 펼쳐지는 누군가를 떠올려 보세요. 그들을 비추어 보도록 하세요. 그들로 인해 당신의 신념에 변화가 생겼나요?

확언

1. 나는 완전히 행복하고 성취감을 느끼는 시간을 향해 나아가고 있습니다. 삶은 내게 인생의 여정을 위해서 필요한 모든 것을 제공해 줍니다.

2. 나는 사랑 받을 자격이 있으며 성적 쾌감을 누릴 가치가 있습니다.

3. 나는 나 자신과 다른 사람들에게 내가 원하는 것을 표현할 권리가 있습니다.

4. 현재의 나는 아주 좋습니다.

5. 삶은 생각한대로 흘러가고 있습니다.

6. 나는 내 몸을 존중할 준비가 되어 있으며, 나의 성적 매력에 대해 긍정적으로 생각하고 있습니다.

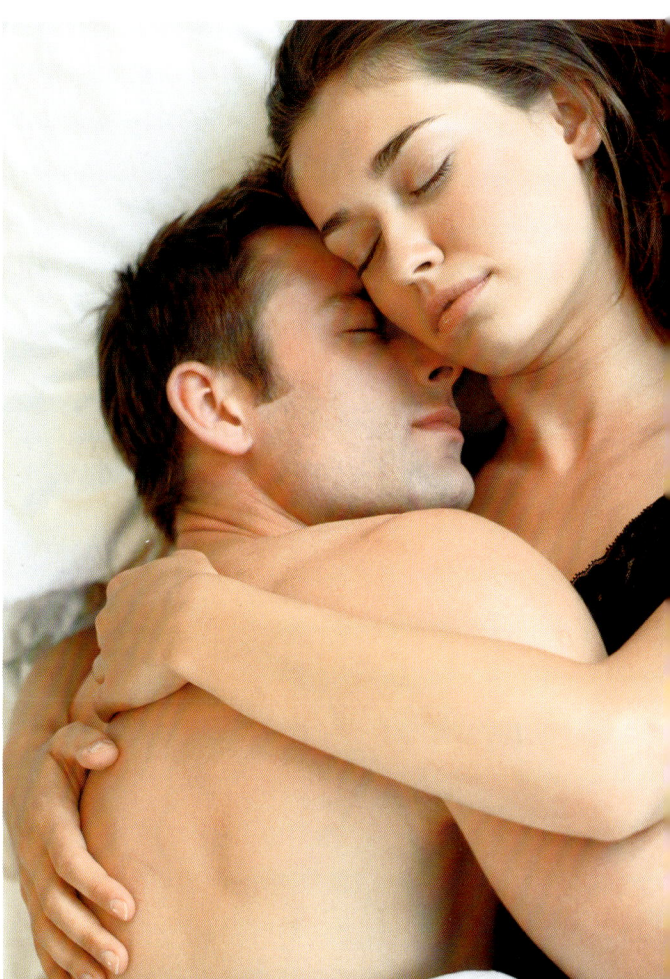

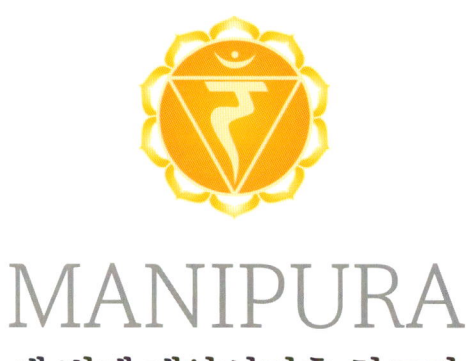

MANIPURA
세 번째 태양신경총 차크라

태양 신경총 (세 번째) 차크라의 샨스크리트 이름은 마니푸라 – 윤기가 흐르는 보석 입니다. 이 보석은 태양처럼 노란색의 빛을 발합니다. 마니푸라에 대한 힌두의 상징은 10개의 꽃잎을 가진 연꽃입니다. 아래쪽을 향하는 삼각형의 세면은 스바스티카스 (svastikas) 가 둘러싸고 있으며 불을 상징합니다. 또한, 힌두에서 불의 신인 아그니 (Agni)로 묘사되기도 합니다. 불은 금속들을 아름다운 물체로 변형시키는 데 필수적인 변형 요소입니다.

태양신경총은 자기 의지로 자신의 변화를 만드는 힘이 있습니다. 그러나 그 힘이 공격적이거나 다른 차크라를 통제하지는 않습니다. 우리가 이성적인 좌뇌에만 영향을 받아 판단하거나 창조성과 직관을 담당하는 우뇌에만 치우쳐 행동하지 않는 것에서 알 수 있는 것처럼, 태양신경총은 천골 (두 번째) 차크라와 그 성격은 다르지만, 전체의 균형을 이루기 위해 다른 에너지들을 연결하는 역할을 합니다. 사회적인 측면에서 태양 신경총 차크라는 타인과의 '연결'과 관련이 있지만, '부족'의 신뢰를 강조하는 뿌리 (첫 번째) 차크라나 '파트너쉽' 성향인 천골 차크라와는 다른 성향을 가지고 있습니다. 태양신경총은 고유한 객체성을 지님과 동시에 다른 성향의 에너지들과 교류, 지속해서 연결하는 힘이 있습니다.

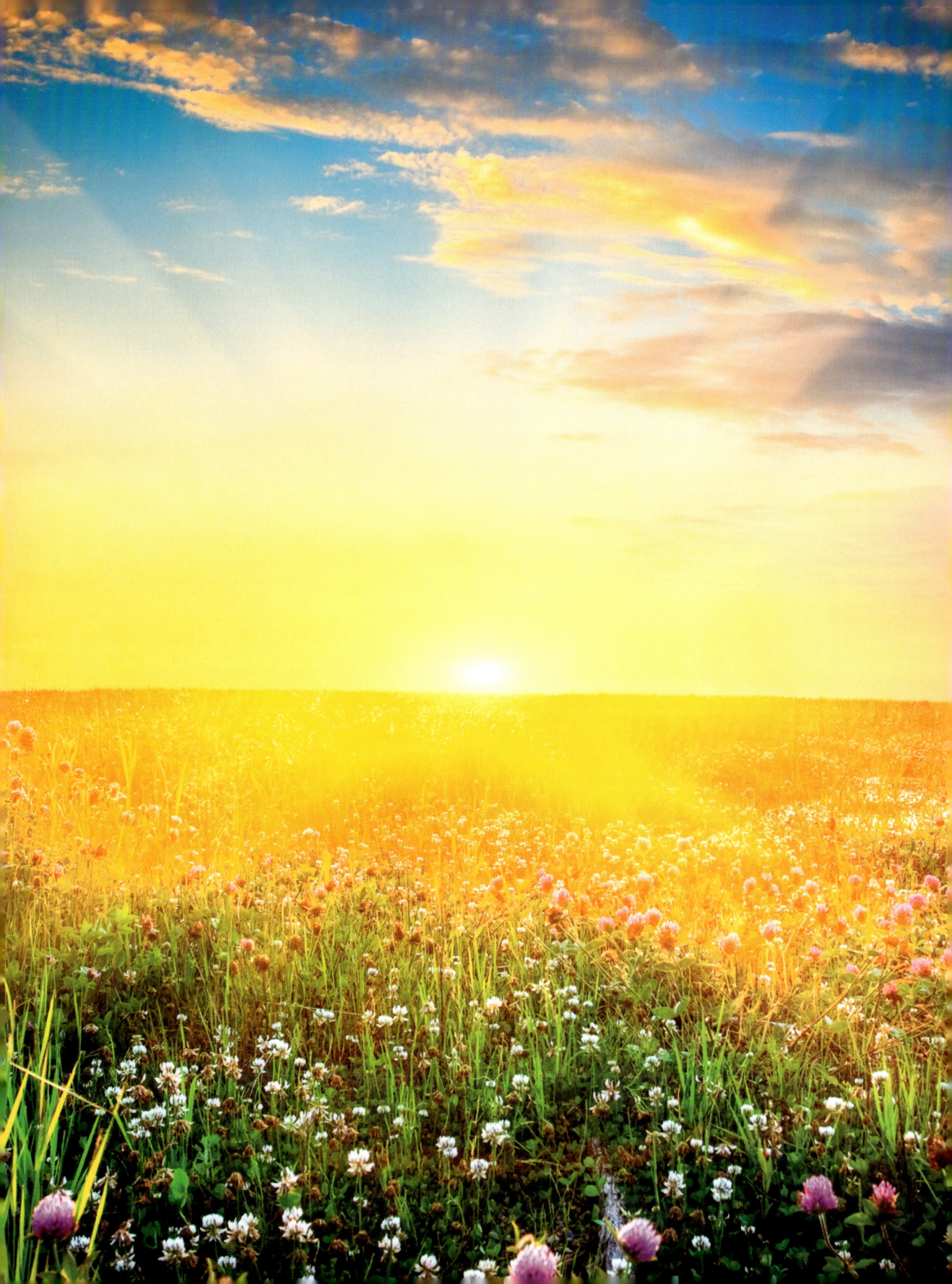

Solar Plexus 태양신경총 차크라의 관련성

세 번째 차크라인 태양신경총 차크라가 무엇인지를 알려드리는 차트로써 차크라와 연결된 상징과 연상되는 모든 것들을 소개하고 있습니다. 한눈에 알아보기 쉽게 정리된 자료들은 당신의 제단을 꾸미기 위해 물건을 배치 할때나 (68쪽), 크리스탈 작업(72쪽)을 위해 수정을 선택할 때 어떤 것을 어떻게 사용해야할지에 대한 영감을 줄 것입니다. 또한, 명상과 심상화를 할 때 필요한 다양한 이미지를 상상하는 데 도움을 줄 것입니다. 필요한 주제에 알맞은 상징과 테마를 연결하여 사용해보세요. 태양신경총 차크라를 알아차리며 마음속 이슈에 집중해 보세요. 자부심과 진정한 내면의 힘을 기르는 경험이 될 것입니다. 성공적이고 즐거운 차크라 여정을 이루기 위해 스스로가 주치의가 되어 차크라에 적용을 해보는 것이 필요합니다. 태양신경총 차크라를 강화하고 자극하여 거부와 비판에 대한 공포를 떨쳐버릴 수 있으며 집단에서 독립적으로 자신만의 고유한 정체성을 창조해 낼 수 있는 단계에 도달하게 됩니다. 태양신경총이 발달하면 자신이 어떠한 상황이든 대처할 수 있다는 믿음을 바탕으로 자신을 수용하고 존중하며 도전하게 됩니다. 이는 진실로 내적이고 개인적인 힘입니다.

차크라의 특징

아래의 과도한 (너무 열려있는 상태), 결함 있는 (막힌 상태), 그리고 균형 잡힌 차크라 에너지 중 어떤 것에 해당하는지 확인해보세요 - 그런 후 이장에서 소개하는 도구와 기법을 사용하여 필요한 행동을 취하도록 해보세요. (선택해야 합니다).

너무 열린 상태 (차크라의 회전이 너무 빠를 때)
- 화, 통제, 일 중독, 비판적, 우월감

막힌 상태 (차크라의 회전이 느리거나, 완전히 움직이지 않을 때) - 다른 이들이 생각하는 것을 지나치게 걱정한다, 혼자 있는 것을 두려워한다, 자신이 없다, 지속적으로 안심을 시켜 주어야 한다.

균형 잡힌 상태(차크라가 균형을 유지하며, 회전이 적절한 진동 스피드를 가질 때) - 자신과 타인을 존중한다, 개인적인 힘을 갖고 있다, 자발적이다, 남을 의식하지 않는다.

태양신경총 차크라

산스크리트어: 마니푸라
의미: 윤기가 흐르는 보석
위치: 배꼽과 흉골 아래 부분 사이
상징: 10장의 잎으로 구성된 연꽃잎과 아래를 가리키는 삼각형의 둘레를 감싸고 있는 T모양의 세개의 스바스티카스 (svastikas), 또는 힌두에서 불의 상징
연상되는 색상: 노란색
원소: 불
지배하는 행성: 화성, 태양

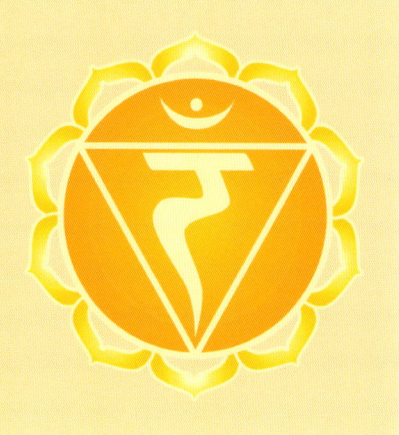

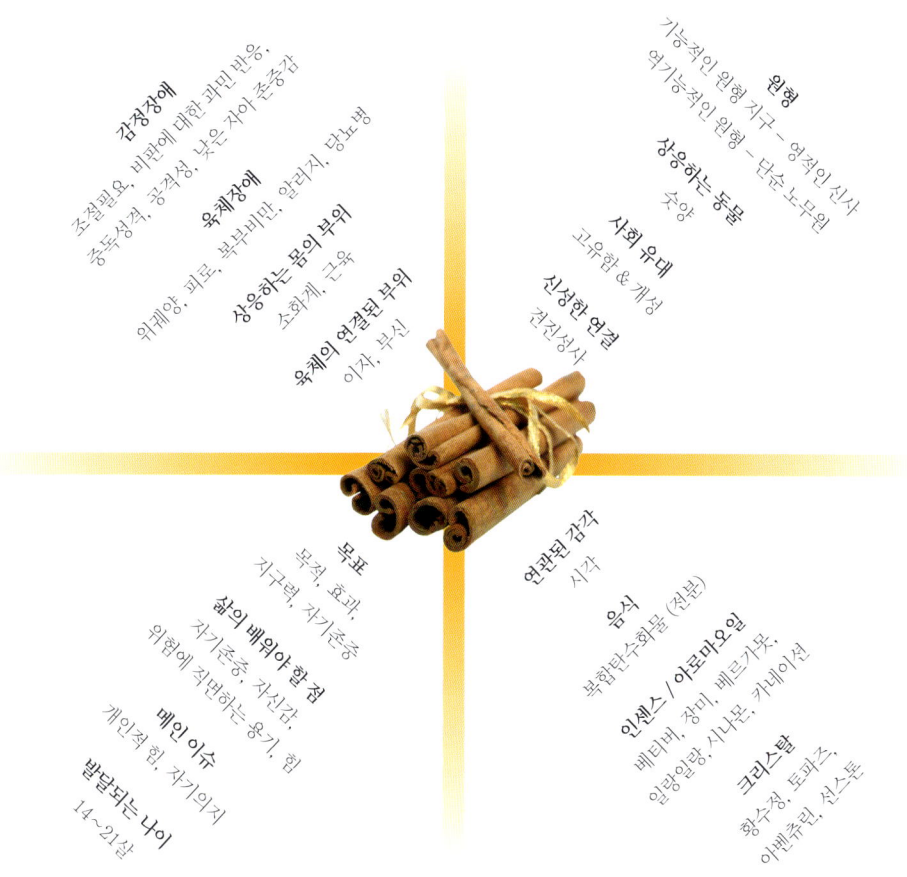

감정장애
조절필요, 비판에 대한 과민반응, 중독성격, 공격성, 낮은 자아 존중감

육체장애
위궤양, 피로, 복부비만, 알러지, 당뇨병

상응하는 몸의 부위
소화계, 근육

육체의 연결된 부위
이자, 부신

목표
목적, 효과, 지구력, 자기존중

삶의 배워야 할 점
자기존중, 자신감, 위험에 직면하는 용기, 힘

메인 이슈
개인적 힘, 자기의지

발달되는 나이
14~21살

원형
기능적인 원형: 지구 - 영적인 신사
역기능적인 원형: 단순 노무원

상응하는 동물
숫양

사회 유대
고유함 & 개성

신성한 연결
건강상사

연관된 감각
시각

음식
복합탄수화물 (전분)

인센스 / 아로마오일
베티버, 장미, 베르가못, 일랑일랑, 시나몬, 카네이션

크리스탈
황수정, 토파즈, 아벤츄린, 선스톤

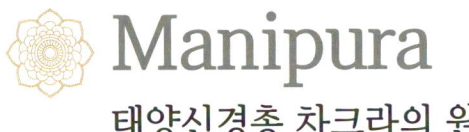
Manipura
태양신경총 차크라의 원형

처음 두 가지 차크라는(뿌리 차크라: 군중 심리, 천골 차크라: 구체적인 관계) 외적인 관계와 관련이 있지만 태양 신경총 (세 번째) 차크라는 내면에 더 집중하고 있습니다. 자존감과 개인적인 힘을 증명하는 방법이 태양신경총 차크라와 연관되어 있습니다 – 단순 노무원/영적인 전사.

단순 노무원은 처음 두 가지 차크라의 희생자와 순교자만큼 역기능적이지 않지만, 인정과 보상의 결핍을 계속 가지고 있습니다. 단순 노무원은 타인에게 복종하고 의존함으로써 자신의 행복을 얻으려고 합니다. 그들은 일반적으로 자신이 누구인지가 아니라 자신이 무슨 일을 하는지에 따라 사랑 받을 수 있다고 생각합니다. 그래서 그들은 무의식적으로 그러한 관점을 강화하는 관계를 찾습니다. 그래서 단순 노무원 원형은 따돌림, 지배적인 파트너 (때로 폭력적이고 모욕적인), 또는 자기를 내세우지 않고 쉽게 통제할 수 있는 단순 노무원을 통해 자만심을 채우는 직장 동료와 관계를 맺을 수 있습니다. 불행히도 단순 노무원이 간절하게 추구하는 외부로부터의 인정은 쉽게 찾아오지 않습니다. 이는 우리가 자신을 존중하고 가치를 두는 법을 배울 때만 이룰 수 있기 때문입니다. 자신을 소중히 여기는 내면의 목소리를 찾기 위하여 '나는 가치가 없어'라고 외치는 내면의 주문들을 먼저 없애야 합니다. 이와 반대로 영적인 전사 원형은 타인과의 상호 작용에 있어 본능적으로 작용하며 항상 평등한 위치에서 행동하는 영웅입니다. 태양 신경총 차크라는 소화 기관과 연관되어 있습니다. 우리가 자신의 심적 민감성을 무시하고 거부하거나 억압할 때, 이러한 부분이 신체적 장애로 이어질 수 있으며, 결국 복부의 비만, 소화문제와 위궤양을 일으킬 수 있습니다. 끊임없이 올라오는 거부 또는 갈등을 해결하고자 신화와 전설 속 영적인 전사는 일련의 환경을 이해하고 의미를 부여하기 위해 자신의 내면을 들여다보도록 훈련받았습니다. 남들이 알아주지 않거나 이해되지 않는다고 해도 인생의 장애물을 진실하게 직면하고 행동할 때 비로써 강력한 영성적 성장과 발전이 이루어집니다. 이러한 기능적 원형의 속성은 다음 차크라인 가슴:사랑의 힘과 연결되기 위한 과정입니다. 진실로 자신을 사랑하고 존경함으로써 다른 이들에게 사랑과 연민을 베풀 수 있기 때문입니다.

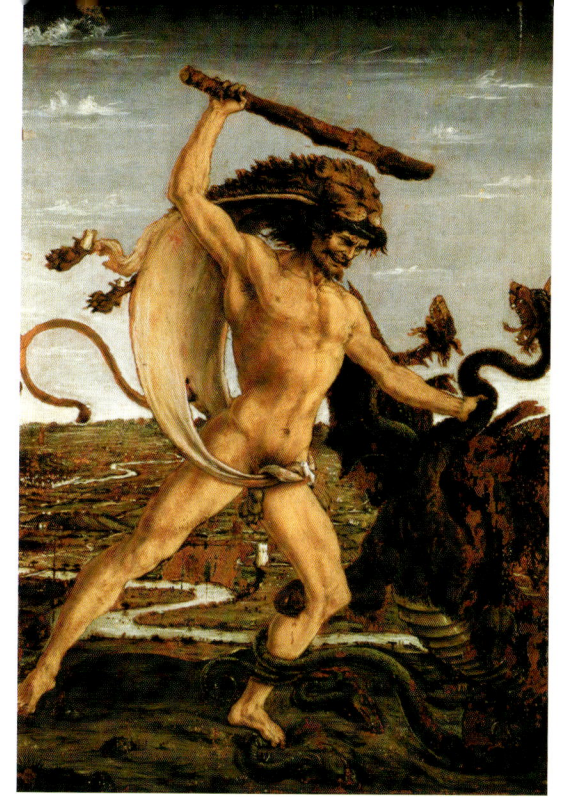

단순노무원

단순 노무원은 다른 사람의 인정과 허락에 의존하는 사고방식을 가지고 있습니다. 그들 스스로가 바라는 자질과 힘을 가진 다른 모든 사람에게 자신을 투자하려고 합니다.

명상, 매일 질문과 확언 (74쪽)을 통해 이러한 주제에 대해 계속해서 탐구해 보세요. 여러분이 복종적인 단순 노무원의 경향을 벗어 던지고, 영적인 전사의 내면의 힘을 받아들이는데 도움이 될 것입니다.

신화와 전설

신데렐라와 못생긴 두 의붓언니에 관한 동화는 단순 노무원의 전형적인 사고 방식의 예입니다. 동화 속에서 영적인 전사는 왕에 맞서는 가난한 사람, 또는 마법사의 강력한 힘에 대면하는 기사입니다. 신화에서는 헤라클레스의 모험이 대표적인 예입니다. 이러한 이야기에서 논리와 이성은 '예감' 또는 '직감'이라고 알려진 심적 능력과 함께 작용합니다.

영적인 전사

영적인 전사의 능력은 내면의 힘으로부터 비롯되며, 신성한 힘으로부터 안내를 받는다는 믿음으로 견고해집니다. 이러한 힘은 외부의 도전을 직면하고 극복함으로써 연마되고 강해집니다.

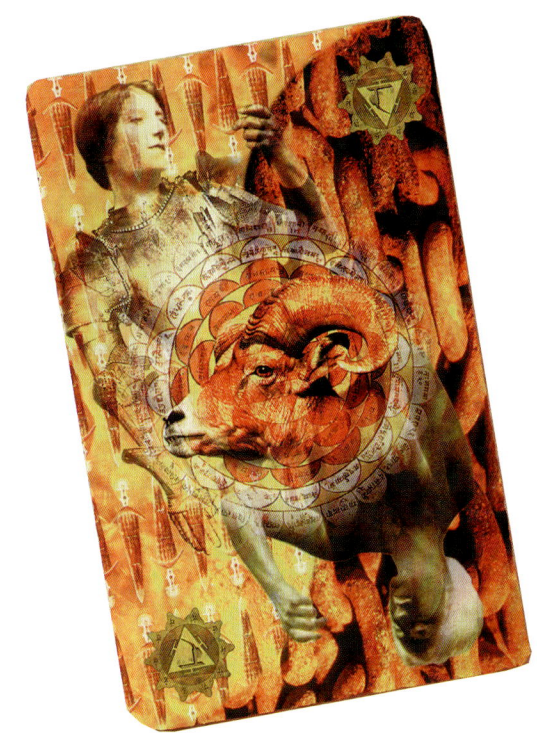

제단: 태양신경총 차크라

지나는 일 중독이 되고 싶지 않았습니다. 그래서 모든 것을 통제하고자 했던 자신의 요구를 내려놓기로 했습니다. 지나는 일 때문에 자신의 삶에 '단절된' 부분이 있었음을 깨닫고 있습니다. 그녀는 부족한 팀워크 때문에 승진에서 탈락하자 모든 것들이 위기에 이르게 되었습니다. 지나는 지배하려는 욕구로 일의 모든 부분에 관여하려 할 때 두려움이 가중하는 것을 알게 되었습니다. 그녀가 권력을 추구하고자 하는 이유는 근본적으로 자신감 부족 때문이었으며, 이를 극복하기 위해서 거친 태도를 보인 것입니다. 직장에서 많은 시간을 보냈기 때문에 그녀에게 개인적인 삶은 존재하지 않았습니다. 그녀는 항상 지친 기분이 들었으며, 반복적으로 과민성 대장 증후군을 겪었습니다. 새로운 목적의식을 가지기 위해 지나는 아래 물건을 수집했습니다.

- 최근의 출장에서 구입한 황금빛 노란색의 옷
- 중독자를 위한 자립 안내서
- 황금빛 종이에 앞으로 다가올 1년 동안 자신의 목표와 목적을 적는 것
- 싱글족들이 쉽게 조리할 수 있는 요리책
- 노란색 양초가 꽂혀 있는 황금빛 태양 촛대
- 자존감을 위한 명상에 집중하기 위한 황수정
- 풍수상 커리어 위치에 있는 금붕어가 담긴 어항

이 제단은 태양신경총 차크라에 적용하기 위한 지나의 시도입니다. 이 제단은 영감을 주기 위한 사례이므로 당신의 공간은 개인적으로 중요한 물건으로 꾸며보세요.

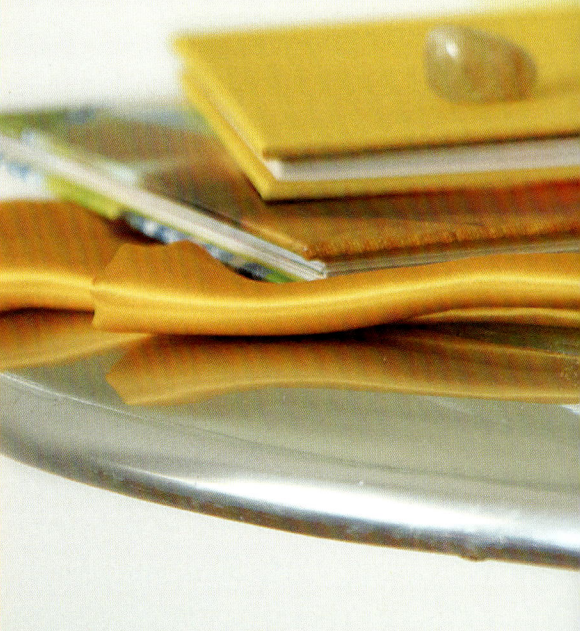

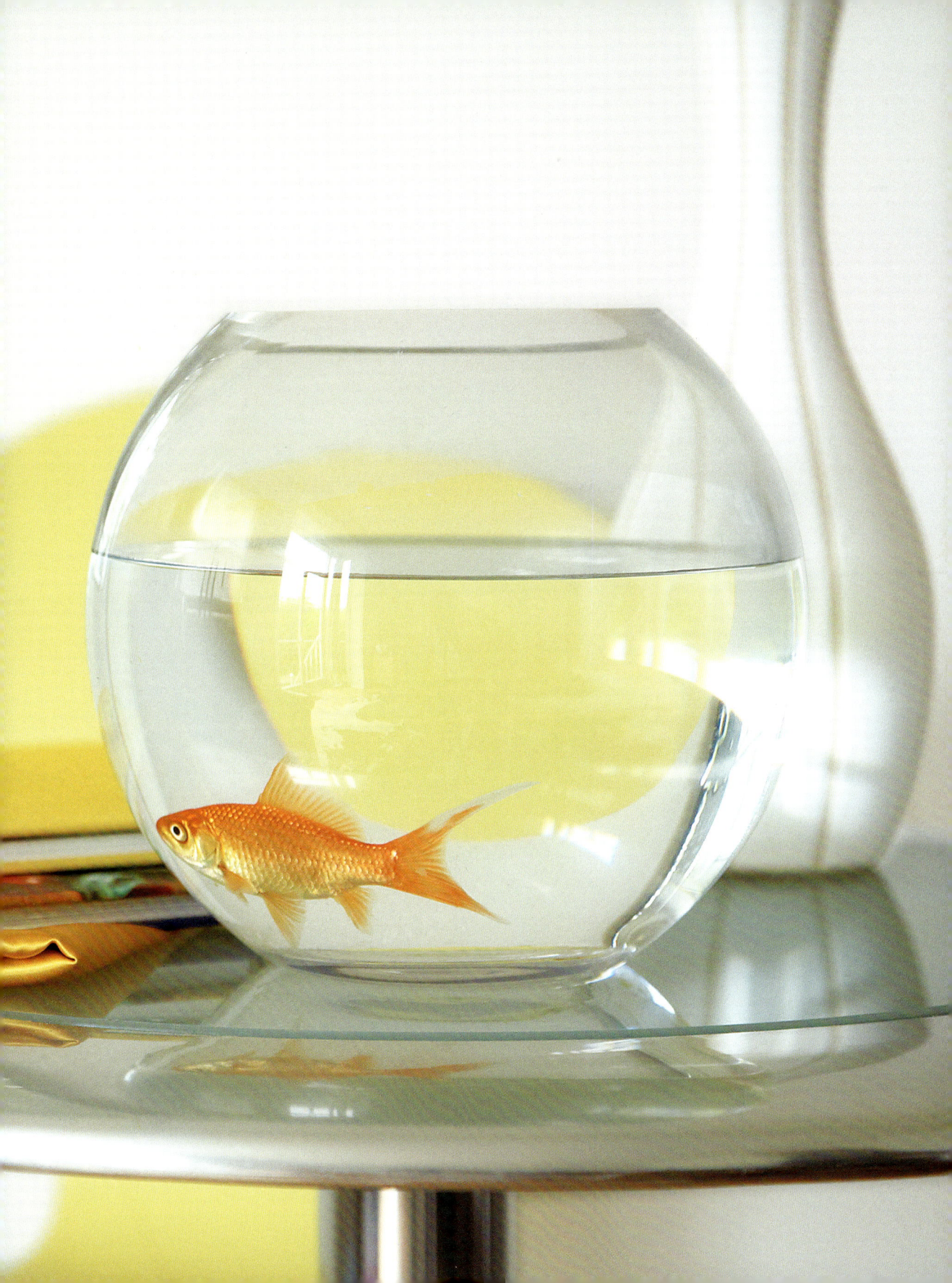

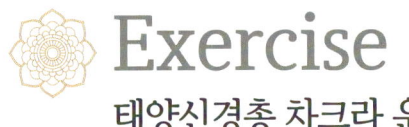
Exercise
태양신경총 차크라 운동

자유로운 심상화를 하면서 걸어보세요. 몸은 당신의 태양신경총을 따르게 됩니다. 따라서 자유롭게 걸어 다닐 수 있을 정도로, 그리고 방해받지 않을 정도로 충분히 큰 공간을 선택하세요. 느슨하고 편안한 옷을 입어 너무 더워지지 않도록 합니다. 음악이 심상화를 방해하지 않는다면, 조용한 배경 음악을 틀어도 좋습니다. 눈을 감는 게 도움이 될 수 있지만, 눈을 감고 부딪칠 수 있는 물건이 없는지 확인합니다.

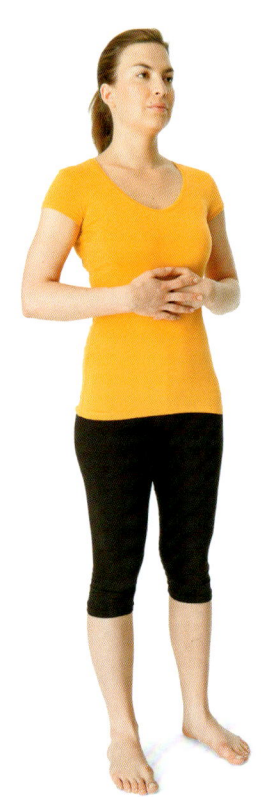

1. 발을 어깨너비로 벌리고 선 후, 손을 태양신경총 위에 둡니다. 손바닥 아래에서 빛과 에너지로 고동치는 황금빛 노란색의 구를 상상합니다. 이러한 노란색 불빛이 태양신경총 차크라에서 몸의 나머지 부분으로 뻗어 나가는 것을 느껴 봅니다. 머리 꼭대기에서부터 발가락 끝까지 당신에게 흐르고 있는 힘을 느껴보세요.

2. 마음의 눈으로 이 상상을 유지하면서, 당신의 위 부근에서 빠져나가려 애쓰는 빛의 공처럼 태양신경총이 당신의 몸으로 조금씩 움직이도록 지시해 봅니다. 몇 분 동안 태양신경총의 자발적인 안내를 받으며 움직여 봅니다. 척추를 곧게 펴고, 팔을 자연스럽게 흔든 후 팔의 움직임에 따라 몸을 돌립니다. 당신의 태양신경총이 원하는 방향으로 직관에 따라 움직이며 이 행동을 계속합니다.

3. 당신을 제어하려는 생각들을 먼저 인정하고, 마치 여름날의 구름처럼 그 생각들이 지나쳐 가도록 합니다. 몸과 팔이 부드럽게 흐르는 듯한 움직임 이외에 어떤 것에도 집중하지 않도록 합니다. 당신이 편안함을 느낀다면, 이 기회를 통해 자신만의 세상으로 빠져들도록 합니다. 계속해서 당신의 위 부근에서 뿜어져 나오는 강력한 공 형태의 빛에 마음을 집중하도록 합니다.

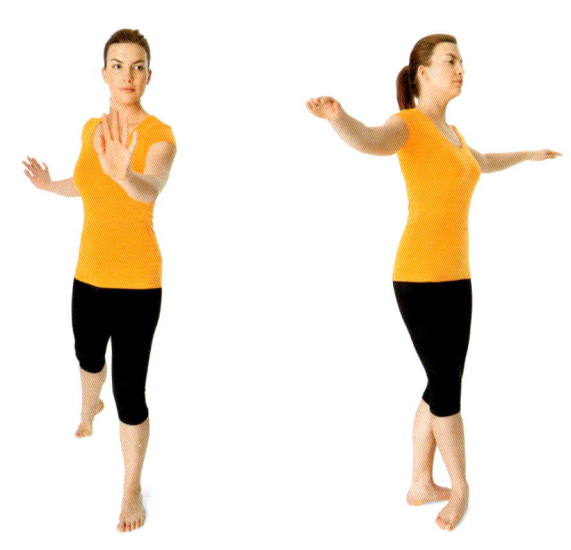

당신 안에 있는 힘에 스스로 빠져 들도록 하고, '하면 안 된다' 그리고 '할 수 없다'라는 내면의 목소리를 멈추도록 합니다.

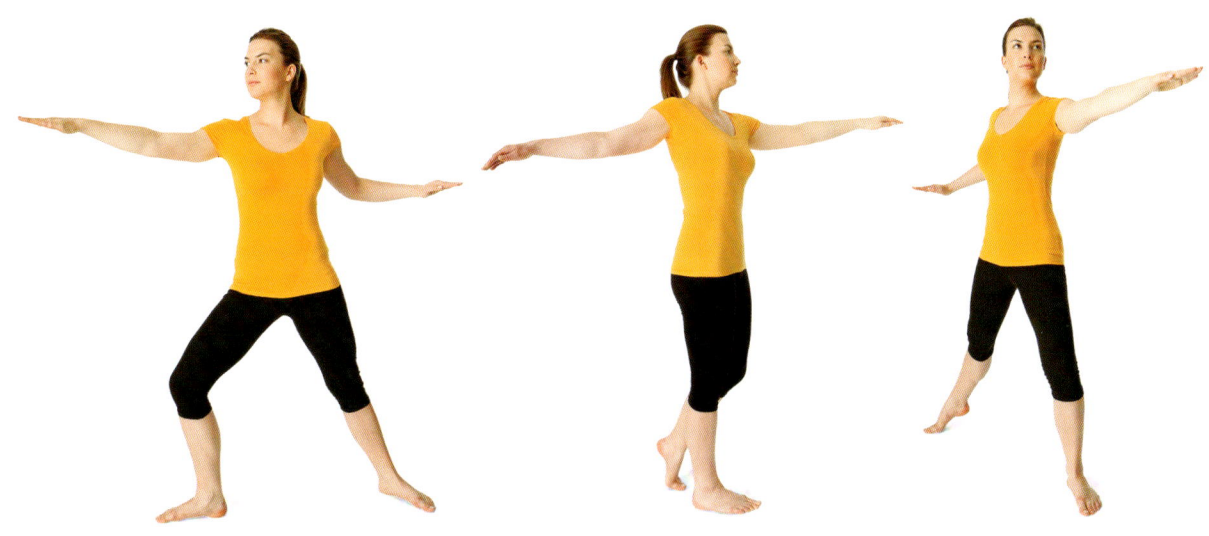

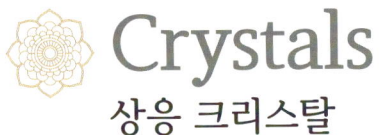
Crystals
상응 크리스탈

힘의 원천이 태양으로부터 비롯된다고 알려진 태양신경총 차크라는 노란색 크리스탈과 상응합니다. 크리스탈을 고를 때는 당신이 극복하고자 하는 불편함이 신체적인 것인지, 정신적인 것인지 또는 감정적인 것인지에 따라 결정됩니다. (또한 크리스탈 힐링에 대한 26쪽의 정보를 참고하세요).

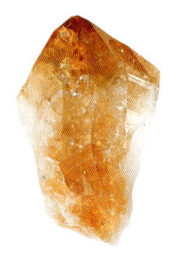

황수정 (Yellow Citrine)
태양신경총에 사용하면, 자신의 개인적인 힘에 도달하도록 도와줍니다. 황수정은 자신감을 향상해주며, 이 차크라의 대표적인 역기능상태인 중독성 물질에 대한 끌림을 극복하는 데 도움이 될 수 있습니다. 또한, 황수정은 소화 장애에 매우 도움이 됩니다.

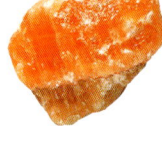

칼사이트 (Calcite)
이 크리스탈은 여러 가지 색상과 형태를 가지고 있지만, 황금빛 또는 노란색의 형태가 태양신경총에 가장 적합합니다. 칼사이트는 이 차크라의 에너지를 강화하는 것으로 알려져 있으며, 막힌 곳을 뚫어 '촉진'하는 데 도움이 됩니다. 또한, 칼사이트는 췌장, 신장과 비장의 기능 장애와 연관된 문제에 탁월합니다.

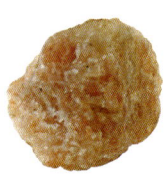

선스톤 (Sunstone)
노란색이나 오렌지 색을 띠며 선스톤의 반짝임은 헤머타이트와 침 철석을 함유하고 있기 때문입니다. 고대 그리스에서는 태양의 신을 상징하며 착용하는 이들에게 행운을 가져준다고 합니다. 위의 긴장을 풀어 주고 위궤양을 해소하는 데 유용합니다.

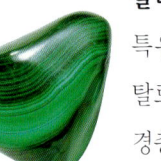

말라카이트 (Malachite)
특유의 줄무늬가 새겨진 녹색 크리스탈로 태양신경총과 심장 (또는 태양신경총이 위치할 수 있는 곳)을 연결하여 개인적인 힘이 잘못 자리 잡지 못하도록 동정심을 불러일으킵니다. 말라카이트는 특히 꿈을 기억하는 데 도움이 되며 명상에 탁월한 돌입니다.

지나 (68쪽 참고)

이 제단은 지나를 위해 사용되었습니다. 지나는 칼사이트, 황수정과 말라카이트의 조합을 선택했습니다. 또한, 9개의 수정 포인트(한쪽만 포인트가 있는)들을 사용하여 피로를 해소하기 위한 전체적인 에너지 증폭에 집중하였습니다.

- 백수정 – 각각 손에 하나씩 쥐고, 어깨를 향하게 배치합니다. 두 개는 각각의 발바닥을 향하게 하고, 하나는 왕관 차크라를 향하게 합니다. 나머지 4개는 태양신경총을 향하게 포인트를 배치하며 차크라 위에 있는 컬러 수정 주위에 배치합니다.
- 황수정 – 과민성 대장 증후군을 일으키는 정체된 에너지를 해소하고 자신감을 증진해 줍니다.
- 칼사이트 – 백수정과 함께 사용하면, 필요한 에너지를 상당히 증폭시켜 줍니다.
- 말라카이트 – 지나가 동료들과의 관계에서 동정적이고 균형적인 힘을 사용하도록 도와줍니다.

크리스탈 힐링을 열린 마음으로 바라보고, 충분한 시간을 갖은 후 크리스탈을 골라보세요. 개인의 소망에 따라 크리스탈을 배치하도록 합니다.

- 따뜻하고, 편안한 장소를 선택합니다.
- 자신을 방해하는 것이 있는지 확인합니다.
- 조용한 음악이나 자연의 소리를 틀어 놓습니다.
- 인센스나 향초를 태웁니다.
- 편안한 옷을 입습니다.
- 먼저 화장실을 다녀옵니다.
- 충분한 수분섭취를 위해 물을 마십니다.
- 크리스탈을 최적의 상태로 정화하고 튜닝해 둡니다. (27쪽)

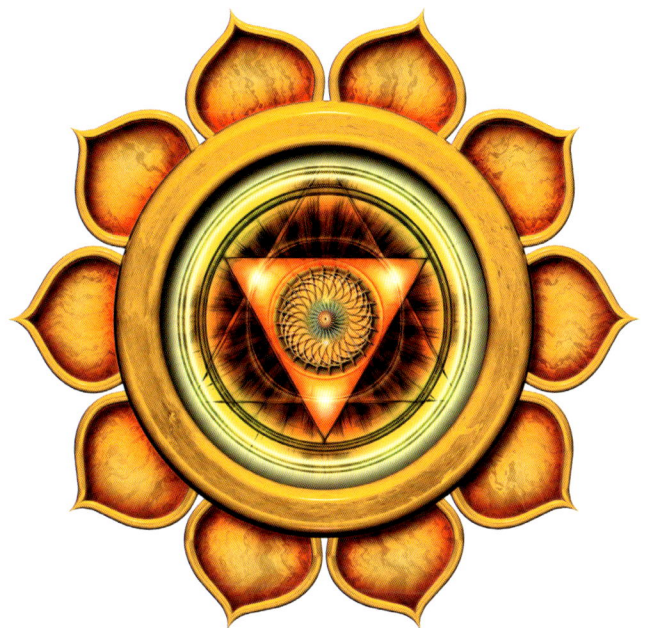

Meditation
태양신경총 차크라 명상

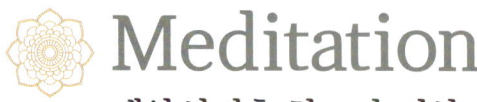

시작하기전에
느긋하고 편안한 시간을 선택합니다.

- 당신의 제단 앞에 앉거나 눕습니다. (68쪽)
색상, 상징과 연상을 통해 영감을 받도록 합니다.
- 오일, 향초나 향료로 분위기를 만듭니다.
- 원할 경우, 명상문구를 녹음하여 테이프로 만들어 틀어 놓습니다. 점(...)은 일시 정지를 의미합니다.

1. 당신은 먼 곳으로 이어지는 길 위에 있습니다.
부드러운 바람이 불어오는 따뜻한 날이며, 당신의 등에 햇살이 비추는 것을 느낄 수 있습니다...
신선한 잔디를 깎는 향기와 여린 꽃의 향기가 공기에 배어 있습니다...

2. 속도를 내기 시작하자, 길이 가파르게 경사진 것을 알게 됩니다... 앞에는 산이 있고 당신은 산을 천천히 오르기 시작합니다. 산은 매우 가파르므로 가장 안전한 길을 고르는 데 모든 직감을 사용해야 합니다...

3. 고원을 볼 수 있을 때까지 더 높이, 더 높이 올라갑니다...
이 평평한 땅 한가운데에 불이 타고 있습니다. 공기를 휘감는 황금빛 불꽃입니다...

4. 불 옆에는 펜과 종이가 있습니다... 잠시 멈추어, 펜과 종이를 집어 들고 당신의 힘을 포기하게 했던 사람이 누구인지 떠올려 봅니다...

5. 그 이름을 종이에 적고 불꽃에 그 종이를 집어 넣습니다... 종이가 완전히 사라질 때까지, 불이 종이를 집어삼키는 것을 바라봅니다...

6. 불의 온기로 몸을 씻고, 불의 열기가 당신의 태양신경총을 회복시키는 것을 느낍니다...태양신경총의 힘과 연결됩니다... 당신은 영적인 전사임을 알게 되고, 삶의 모든 문제를 극복하는 데 도움이 되는 내면의 자원과 신성한 안내를 지니고 있음을 알게 됩니다...

7. 이 순간을 즐기고, 어떤 기분인지 주목합니다... 몸이 당신에게 주는 신호에 맞추어 다시 개인적인 힘을 깨달을 수 있도록 합니다...

8. 이제, 불꽃에서 멀어질 시간입니다.
산에서 내려와 다시 길을 찾습니다...
당신은 같은 사람이지만, 이제는 달라졌습니다...

9. 당신의 저장된 힘은 더욱 강력해 졌으며, 산 꼭대기에 있는 불꽃을 방문할 때마다 더욱 강해질 것입니다... 그리고 언제든 그곳에 다시 방문을 할 수 있습니다.

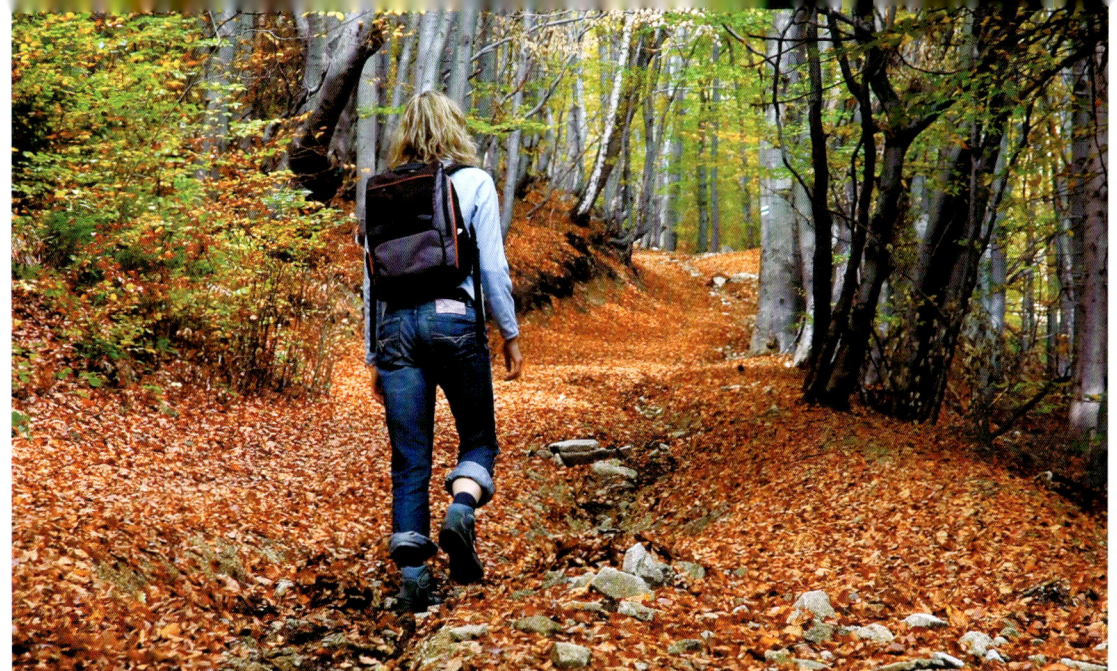

매일 질문

1. 개인적인 힘을 강화하기 위해 어떤 모험을 할 수 있나요? 특정인에 대한 공포와 마주한다고 생각해 보세요. 이성과의 관계를 위해 어떻게 맞출 수 있나요?

2. 당신은 최근에 복종적으로 행동한 적이 있나요? 그러한 행동을 통해서 무엇을 얻을 수 있었나요? 이러한 일이 다시 일어나지 않도록 어떻게 할 수 있나요? 더 많은 힘을 끌어내는 것을 시각화해보세요.

3. 자신을 삶의 주인으로서 살고 있는 누군가를 존경하나요? 그들은 자신의 힘을 어떻게 증명하나요? 그 사람들을 어떻게 따라 할 수 있을까요? 만일 당신이 대중적인 인물을 존경한다면, 그들로부터 배우세요. 당신이 도전적인 결정에 직면할 때, 그들은 어떤 결정을 내릴 것인지 상상해 보세요.

4. 당신은 분노를 어떻게 처리하나요? 분노를 조절하는 것은 건전한 표현입니다. 화가 날 때는 쿠션을 때리면서 분노가 해소될 수 있도록 해 보세요.

확언

1. 나 자신을 정확히 받아들이고 나를 온전히 받아들입니다.

2. 나는 내가 할 수 있는 최고의 사람이 되어 가고 있음을 알고 있습니다.

3. 나는 명예와 존중의 마음으로 나 자신을 치유하기로 합니다.

4. 내 개인적인 힘은 매일 더 강해지고 있습니다.

5. 나는 나 스스로 온전한 사람입니다. 나는 어떤 생각을 하고 어떤 행동을 하는지 스스로 선택합니다.

6. 나는 나에게 오는 모든 사람으로부터 사랑, 존경, 즐거움과 풍요를 받을 가치가 있습니다.

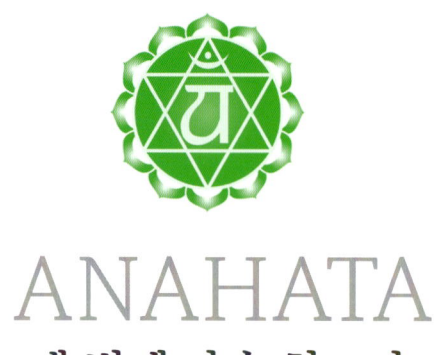

ANAHATA
네 번째 가슴 차크라

우리 여정의 한가운데 있는 가슴 차크라에 도착했습니다. 가슴 차크라는 영적인 세계와 물질세계 사이를 중재합니다. 이 차크라를 통해 타인을 무조건 사랑하거나 연민을 느끼게 됩니다. 하지만 이 사랑은 타인에 대한 의존은 아닙니다. 뿌리 차크라의 종족 사랑이 아니며, 천골 차크라의 성적인 사랑도 아닙니다. 이 사랑은 공기처럼 가벼운, 외부와는 상관없는 존재의 상태, 인내하고 변함없는 상태의 사랑입니다.

이 차크라의 상징은 육각형의 별 (두 개의 삼각형)에 둘러싸인 12장의 연꽃 잎 입니다. 아래쪽을 가리키는 삼각형은 영혼이 몸 안으로 내려오는 것 (물질)을 의미하며, 위쪽을 가리키는 삼각형은 영혼을 만나기 위해 상승하는 물질입니다. 산스크리트어로 아나하타는 '두 개의 사물이 부딪치지 않고 나는 소리' 또는 '떨어져 있는 것, 신체와 영혼의 존재'를 의미합니다. 연상되는 동물의 원형인 영양은 넓은 사랑, 암사슴의 눈, 떠돌아 다니는 것에 대한 불안함, 그리고 즐거움의 경계를 상징합니다. 이 차크라는 우리가 다른 사람을 용서하고 동정하며 조건 없는 사랑을 베푸는 것과 관련이 있습니다. 타인을 사랑하는 과정에서 진정으로 자신을 받아들일 수 있습니다. 이 차크라는 이러한 추상적인 개념 때문에 스스로에게 특히 도전적인 차크라입니다. 우리는 지구, 물, 불로 대표되는 물질 영역의 차크라에서 벗어나 무형의 영적 공간 세계로 이동합니다.

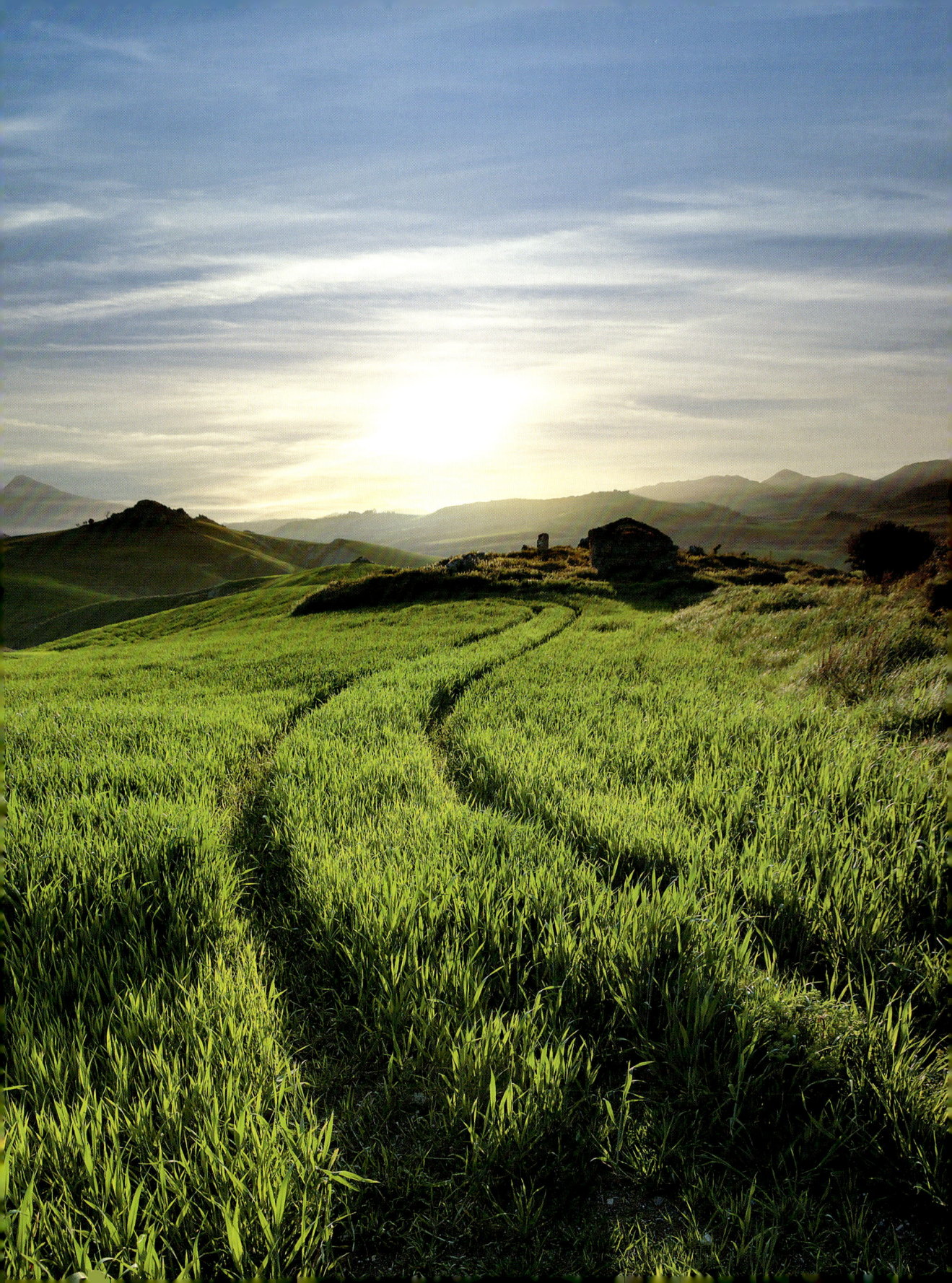

Heart

가슴 차크라의 관련성

네 번째 차크라인 가슴 차크라가 무엇인지를 알려 드리는 차트로써 차크라와 연결된 상징과 연상되는 모든 것들을 소개하고 있습니다. 한눈에 알아보기 쉽게 정리된 자료들은 당신의 제단을 꾸미기 위해 물건을 배치 할때나(82쪽), 크리스탈 작업(86쪽)을 위해 수정을 선택할 때 어떤 것을 어떻게 사용해야 할지에 대한 영감을 줄 것입니다. 또한, 명상과 심상화를 할 때 필요한 다양한 이미지를 상상하는 데 도움을 줄 것입니다. 필요한 주제에 알맞은 상징과 테마를 연결하여 사용해보세요. 가슴차크라를 알아차리며 마음 속 이슈에 집중해 보세요. 타인을 사랑하는 방법을 알아차리는 기회가 될 것이며 그것과 관련된 마음속 이슈에 집중하는데 도움이 될 것입니다. 성공적이고 즐거운 차크라 여정을 이루기 위해 스스로가 주치의가 되어 차크라에 적용을 해보는 것이 필요합니다. 가슴 차크라를 마스터하면 정서가 발달하며 우리가 '사랑'이라고 부르는 강력한 에너지의 힘을 깨달을 수 있습니다.

차크라의 특징

아래의 과도한 (너무 열려있는 상태), 결함 있는 (막힌 상태), 그리고 균형 잡힌 차크라 에너지 중 어떤 것에 해당하는지 확인해보세요 – 그런 후 이장에서 소개하는 도구와 기법을 사용하여 필요한 행동을 취하도록 해 보세요. (선택해야 합니다).

너무 열린 상태 (차크라의 회전이 너무 빠를 때) – 소유욕이 강하며, 조건적인 사랑을 하고, 처벌 하지 않고, 과하게 극적이다.

막힌 상태 (차크라의 회전이 느리거나, 완전히 움직이지 않을 때) – 공포에 대한 거부, 너무 많이 사랑하며, 사랑 받을 자격이 없다고 생각하거나, 자기 연민

균형 잡힌 상태(차크라가 균형을 유지하며, 회전이 적절한 진동 스피드를 가질 때) – 동정적이고, 무조건적으로 사랑하며, 보살피며, 사랑을 하는 데 있어 영적인 경험을 바란다.

가슴 차크라

산스크리트어: 아나하타
의미: 두 개의 사물이 부딪치지 않고 나는 소리, 떨어져 있는 것
위치: 가슴의 중심
상징: 서로 교차하는 육각형의 별 (두 개의 삼각형)에 둘러 싸인 12장의 연꽃잎. 아래쪽을 가리키는 삼각형은 영혼이 몸 안으로 내려오는 것(물질)을 의미하며, 위쪽을 가리키는 삼각형은 영혼을 만나기 위해 상승하는 물질
연상되는 색상: 녹색 / 분홍색
원소: 공기
지배하는 행성: 금성

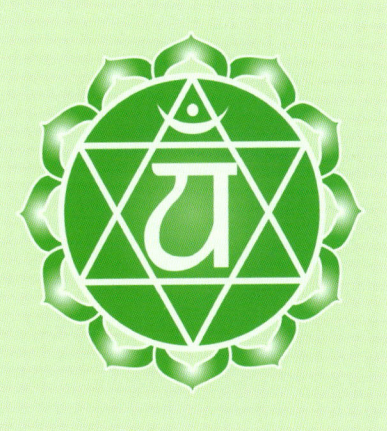

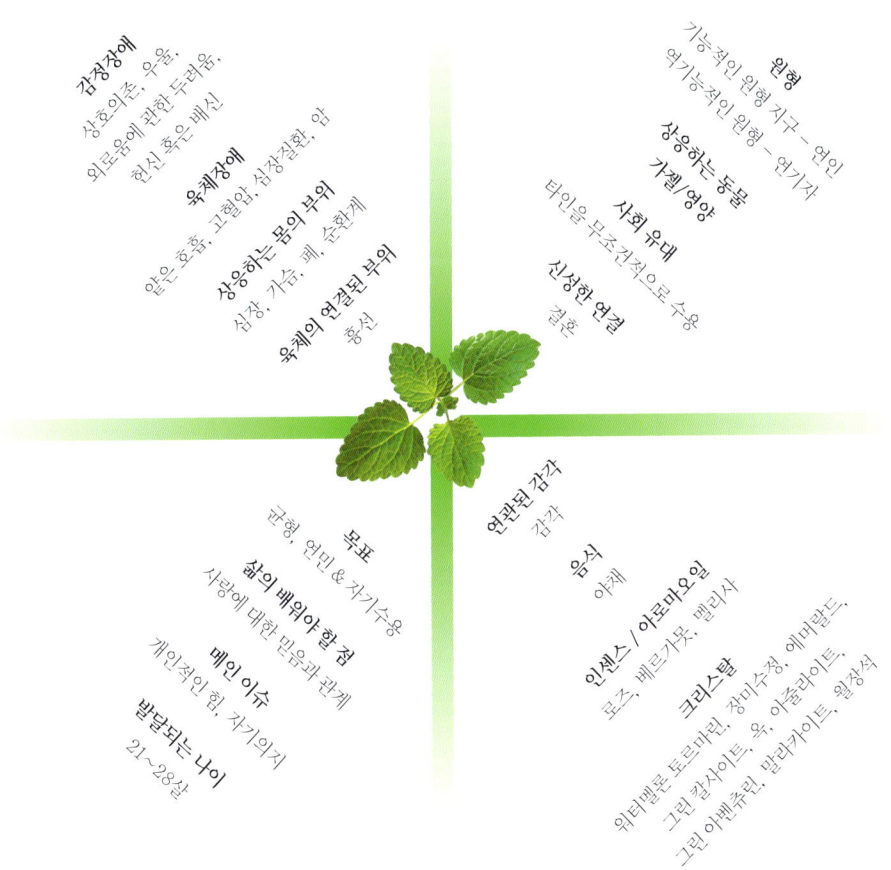

원형
기능적인 원형 지구 – 연인
역기능적인 원형 – 연기자

상응하는 동물
가젤/영양

사회 유대
타인을 무조건적으로 수용

신성한 연결
결혼

연관된 감각
감각

음식
야채

인센스 / 아로마오일
로즈, 베르가못, 멜리사

크리스탈
워터멜론 토르마린, 장미수정, 에메랄드, 그린 갈자이트, 옥, 아줄라이트, 월장석
그린 아벤츄린, 말라카이트

감정장애
상호의존, 우울,
외로움에 관한 두려움,
헌신 혹은 배신

육체장애
암, 울혈, 고혈압, 심장질환, 암

상응하는 몸의 부위
심장, 가슴, 폐, 순환계

육체의 연결된 부위
흉선

목표
균형, 연민 & 자기수용

삶의 배워야 할 점
사랑에 대한 믿음과 관계

개인 이슈
개인적인 힘, 자기의지

발달되는 나이
21~28살

THE HEART CHAKRA: ANAHATA

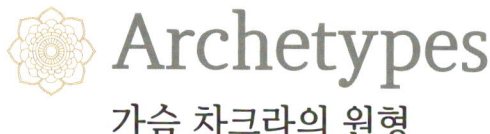

Archetypes
가슴 차크라의 원형

가슴 (네 번째) 차크라는 더 낮은 차크라와 함께 시작되어, 타인과 자신의 사랑의 균형을 이루어 내적 성장에 집중하고 있습니다. 이러한 중심 차크라는 우리가 더 낮은 곳에서 더 높은 중심으로 이동할 때 통과하는 곳이며, 기본적인 욕구 영역에서 축복의 영역으로 이동시켜 줍니다. 우리의 과제는 더 높은 중심으로 이동하기 위해 매일 도전 받는 조건 없는 사랑, 동정과 용서의 시험을 통과하는 것입니다.

가슴은 오직 연약하고 비이성적인 감정에만 관련되어 있다고 생각하기 쉽습니다. 사람들은 논리적 근거에 더 많은 중점을 두려 하지만 가슴이 우리의 심층적인 욕구를 훨씬 더 정확하게 알고 있다는 것을 받아들여 보세요. 사랑에 관해서 가슴의 목소리를 듣는 것이 건강한 상호 존중하는 관계를 유지하는 데 필수적입니다. 더 높은 자아를 향한 여정을 나아감에 있어, 우리의 관계들 속에서 스스로를 얼마나 조금밖에 사랑하는지에 대한 고통스러운 현실을 마주하게 됩니다. 자신을 친밀하게 보지 못하게 하는 얇은 허식을 벗겨 버리고, 즐거움, 평화와 자기 수용으로 자아를 가득 채울 때, 우리는 조건 없는 사랑을 꽃필 수 있는 단단한 기반을 쌓기 시작하는 것입니다. 친밀함을 무시하거나 피하는 이들은 내면을 바라보는 것을 두려워하며 사람들과의 관계 속에서 자신의 장점뿐만 아니라 어두운 면도 알고 사랑할 기회를 놓치고 있습니다. 자신을 온전한 그대로 사랑하는 것. 이것은 조건 없는 사랑의 기본입니다. 가슴 차크라와 연관된 부정적인 원형은 연기자입니다. 이런 유형의 사람들은 사랑하고 있다고 연기하며 개인적인 상처를 숨깁니다. 진정으로 사랑하는 이들에게는 매우 이질적인 경험입니다. 그들의 방법은 관계에 마음과 영혼을 담지 않은, 이론적이며 머리로만 생각하는 행동들입니다. 반면에, 진정으로 사랑하는 이들은 스스로를 조건 없이 사랑할 수 있는 능력을 갖추고 있습니다. 그들은 다른 사람들이 자신의 기분을 좋게 만들 필요가 없으므로 자유롭게 자신의 마음을 열고, 다른 사람들과 자기 수용을 공유합니다. 이렇게 너그럽고 자유로운 영혼의 사람들은 온 마음을 다해 다른 사람들에게 자신을 드러내 보입니다. 그들은 자신의 존재 핵심이 안정감이 있다는 것을 알기 때문이죠. 자신의 감정에 충실하여 언제든 내면의 용서와 연민으로 관계에 더 가볍게 접근합니다.

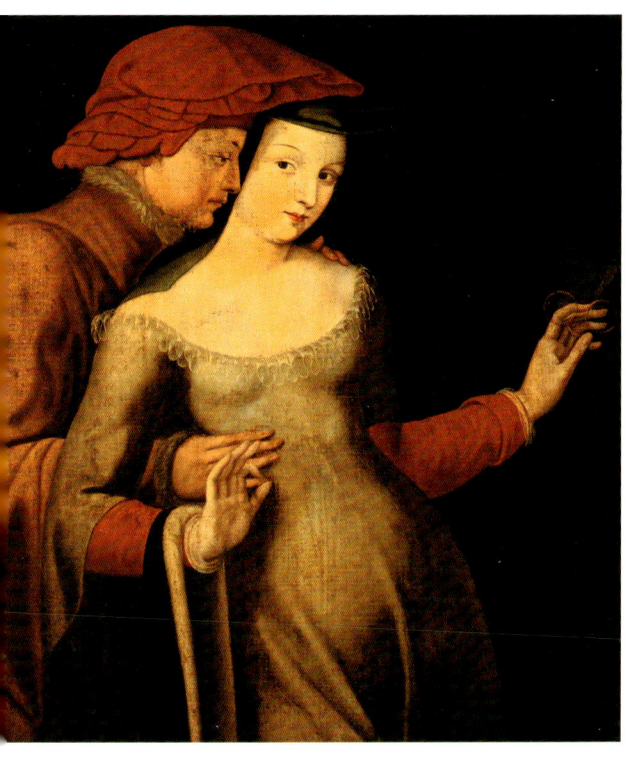

연기자

이러한 성격의 일반적인 예는 상호 의존적인 성격입니다. 이들은 자신이 갈망하는 사랑을 위해 타인의 외면을 보며, 힘을 얻을 수 있는 다른 누군가를 찾아서 자신의 상처를 치유할 수 있다고 착각하고 있습니다. 그러나 가슴 차크라의 정서적 기능 장애 중 하나인 배신의 공포는 다른 사람과 함께 진정한 행복을 누릴 기회를 방해합니다.

88페이지의 명상, 매일 질문과 확언을 하면, 이론을 던져 버리고 진정한 사랑의 소유자가 될 수 있을 것입니다.

과도한 사랑

우리는 자주 사랑을 고백하지만, 질투, 소유욕, 정서적 불안정으로 사랑을 포장해 버리기도 합니다. 그리고 상처와 배신이라는 기억 속 오래된 고통과 마주하는 것을 피하고자 위험하고 격한 감정으로 타인을 대하며 사랑이라고 잘못 해석하기도 합니다.

연인(사랑하는 사람)

연인들은 자기가 자신의 진정한 주인이라고 생각하는 대단히 매력적이고 빛나는 사람들입니다. 그들의 긍정적인 에너지에 영향을 받지 않는다는 것은 불가능한 일이기 때문에 그들을 늘 쉽게 알아볼 수 있습니다.

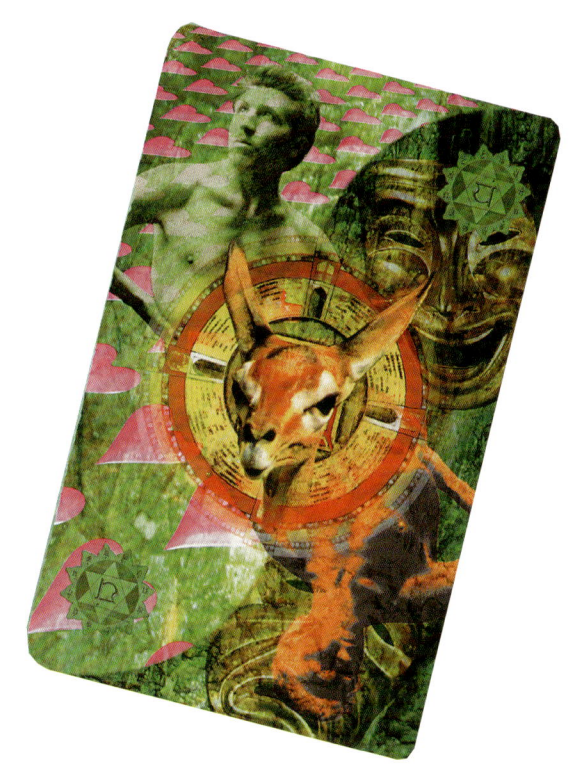

제단: 가슴 차크라

19세 쌍둥이 자매는 아버지가 어머니를 떠났을 때 완전히 제정신이 아니었습니다. 그들은 슬픔에 잠겼고, 질투, 공포, 절망과 배신의 기분을 느꼈습니다. 그들은 부모님이 행복하지 않았다는 것을 알고 있었지만, 아버지를 비난하고 어머니를 경멸하지 않을 수 없었습니다. 자매를 매우 아끼는 친한 이모는 자매에게 동정과 용서의 감정을 키워주기 위해서 가슴 차크라 제단을 만들 것을 제안했습니다. 자매는 불완전하다고 느끼는 감정들과 그동안 부모님에게 쌓여있던 감정을 동등하게 바라보고 사랑하기로 했습니다. 이 과정을 통해 자매는 자신들의 좋고 나쁜 면을 그대로 바라보지 않고 사랑하지 못했다는 것을 깨닫게 되었습니다.

이 제단은 쌍둥이의 가슴 차크라 치유작업을 위하여 시도했던 제단의 모습입니다. 제단은 당신에게 영감에 주기 위한 하나의 예 입니다. 스스로 특별한 의미가 있는 물건들을 모아 당신만의 제단을 꾸며보세요.

- 직계가족 이상의 연결됨을 떠올리게 하기 위한 가족사진 (선조나 할머니)
- 네 번째 차크라의 비행과 공기의 상징을 나타내는 녹색 빛깔의 공작새 깃털
- 녹색 구슬과 보석 자갈
- 보티첼리가 그린 사랑의 여신, 비너스의 엽서
- 아버지와 글로써 의사 소통하기 위한 녹색 연필
- 장미 수정, 사랑의 상징
- 자신의 감정을 기록하기 위한 녹색 표지의 일기장
- 자기사랑 개발에 관한 책
- 하트 모양의 액자에 들어 있는 12잎 연꽃

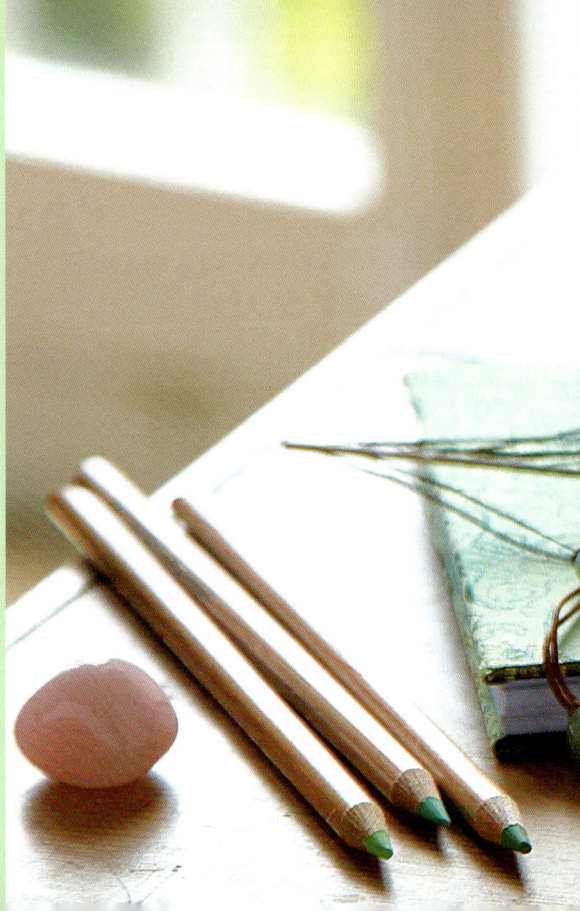

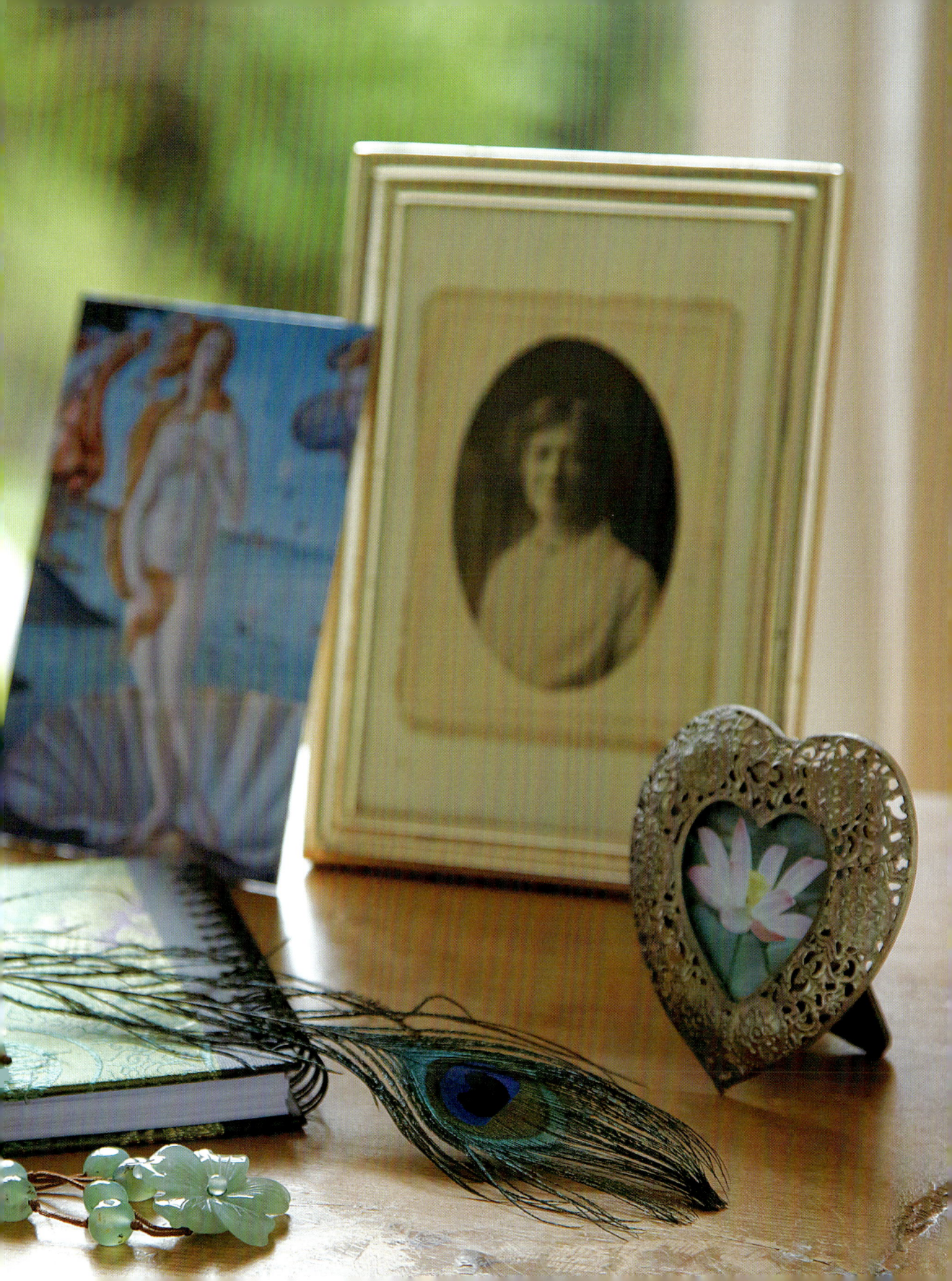

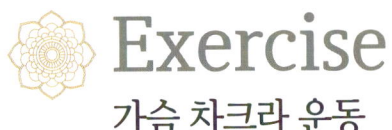
Exercise
가슴 차크라 운동

가슴 차크라는 자기 사랑과 타인을 사랑하는 것에 모두 초점을 두고 있으므로 누군가와 함께 운동 해도 도움이 됩니다. 당신의 파트너가 가슴 차크라 운동을 같이하길 원하는지 먼저 확인할 필요가 있으며, 의무적인 감정으로 임하도록 설득하지는 마세요.

1. 양팔은 옆으로 두고 얼굴은 바닥을 향합니다. 손바닥은 엉덩이를 향하게 하고, 숨을 들이마시며, 양손을 등 아랫부분에서 위로 끌어 올리고 상체를 바닥으로부터 들어 올리는 끈이 몸과 연결되어 있다고 상상해 보세요. 앞쪽을 바라보면서 목을 쭉 늘이고, 고르게 숨을 쉽니다. 가능한 한 오랫동안 이 자세를 유지합니다.

2. 다시 바닥으로 몸을 천천히 내리고, 호흡하면서, 날개처럼 양팔을 어깨높이에서 쭉 뻗고, 바닥에서 다시 상체를 들어 올려 앞을 바라봅니다. 가슴 부분이 열리면서 앞에 있는 상상의 사람에게 선물을 주듯이 보인다고 상상해 봅시다. 어깨를 구부리지 말고, 목을 충분히 길게 뻗도록 합니다.

3. 세 번째 변형 동작 운동은 1번 동작에서 숨을 들이마시고, 상체를 바닥에서 들어 올리고, 동시에 팔을 앞으로 똑바로 뻗습니다. 더 편안하다고 느끼면, 바닥에서 다리를 똑바로 들어 올립니다. 가슴이 열리는 것을 상상하며, 반드시 호흡을 멈추지 말고 근육이 긴장되지 않도록 합니다. 그런 후 팔과 다리를 바닥에 내리고 숨을 내쉽니다.

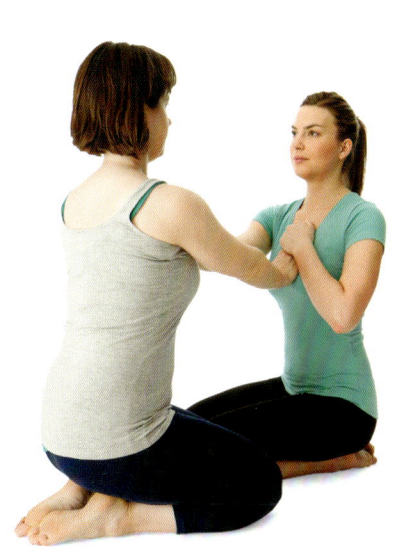

가슴과 연관된 운동

이 운동은 서로 간의 조건 없는 사랑을 발전시키는 데 좋습니다. 상대방의 가슴 차크라에 오른손을 올리고, 왼손은 상대방의 손 위에 올립니다. 몇 분 동안 서로의 눈을 응시합니다. 그런 후 잠깐 눈을 감고 깊은 연결성을 지속해서 느낍니다.

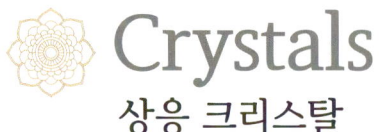
Crystals
상응 크리스탈

가슴 차크라에 사용하기에 좋은 크리스탈의 색은 사랑하면 연상되는 분홍, 그리고 녹색이 있습니다. 특히 녹색은 전통적으로 심리적 균형을 의미하는 색상으로 신체, 정신 및 감정적 에너지의 평형 상태뿐 아니라, 주고받는 사랑의 균형에도 적합합니다. (크리스탈 힐링에 대한 정보는 26쪽을 참고합니다)

장미수정 (Rose Quartz)

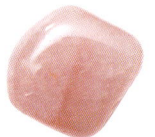

온화한 분홍색 크리스탈 진동은 정서적인 상처로 고통 받는 이들을 편안하게 하는데 도움을 줍니다. 장미수정은 타인을 조건 없이 사랑하는 법을 배울 수 있는 자기애 발달을 유도합니다. 그리고 장미수정의 애정 어린 에너지를 통해 모든 창의적인 노력의 즐거움을 수용할 수 있습니다.

옥 (Green Jade)

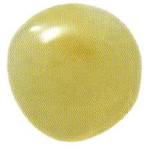

옥을 가슴 차크라 위에 두면, 취약함을 느끼는 이들을 안심시키고 보호해 준다고 알려져 있습니다. 두려움이나 위협을 느낄 때 사용하면 강인함과 안정성이 증진됩니다. 녹색은 균형과 힐링의 에너지이며, 연녹색 옥은 사랑과 용서의 진동을 전달해 줍니다.

워터멜론 토르마린 (Watermelon tourmaline)

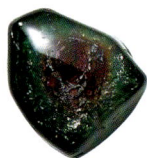

보통 바깥 부분은 녹색이고 안쪽은 분홍색입니다. 가슴 차크라를 강력하게 활성화해준다고 알려져 있으며, 가슴 부분이 더 높은 자아와 연결되도록 도와줍니다. 또한, 감정적 기능 장애를 도와주며, 협력과 요령의 기술을 향상합니다.

그린 아벤츄린 (Green Aventurine)

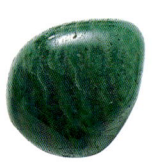

가장 일반적인 그린 아벤츄린은 운모 또는 헤머타이트의 입자를 포함하고 있어서 금속 광채가 납니다. 행복감을 주는 크리스탈로 우울증에 좋으며, 삶에 대한 밝음과 열정을 북돋워 줍니다. 가슴 차크라가 슬픔으로 닫혔을 때, 균형을 유지하는 데 유용하며, 주로 가슴 차크라를 보호합니다.

그린 칼사이트 (Green calcite)

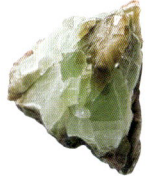

심장과 머리를 연결해 주어, 변화나 전환을 극복하는 데 필요한 힘을 발전시키는 데 도움을 줍니다. 가슴에 영향을 미치는 감정적인 상처를 다루는 데 탁월한 선택이며, 자신과 타인에 대한 동정과 애정을 증진해줍니다.

쌍둥이 (82쪽 참고)

쌍둥이는 몸 전체에 크리스탈을 배치하는 것보다 하나의 크리스탈 장신구를 착용하는 것을 선호했습니다. 한 명은 연한 빛의 하트모양의 옥을 선택했고, 다른 한 명은 두 개의 평범한 옥 가락지를 선택해서 가슴 부위에 펜던트처럼 착용했습니다. 매일 아침 쌍둥이 자매는 제단 앞에서 자신을 사랑하는 의식을 치렀고, 그 의식을 진행하면서 아픈 마음은 다독이고 자신의 상황을 내적인 고요함으로 균형 있게 볼 수 있게 하는 온화한 옥의 녹색 에너지를 상상하였습니다. 억압된 감정을 해소하기 위해 마야 문명에서 옥을 사용했던 것처럼 밤에는 펜던트를 베개 아래 두어 감정을 해소하려 하였습니다.

크리스탈 힐링을 열린 마음으로 바라보고, 충분한 시간을 갖은 후 크리스탈을 골라보세요. 개인의 소망에 따라 크리스탈을 배치하도록 합니다.

· 따뜻하고, 편안한 장소를 선택합니다.
· 자신을 방해하는 것이 있는지 확인합니다.
· 조용한 음악이나 자연의 소리를 틀어 놓습니다.
· 인센스나 향초를 태웁니다.
· 편안한 옷을 입습니다.
· 먼저 화장실을 다녀옵니다.
· 충분한 수분섭취를 위해 물을 마십니다
· 크리스탈을 최적의 상태로 정화하고 튜닝해 둡니다. (27쪽)

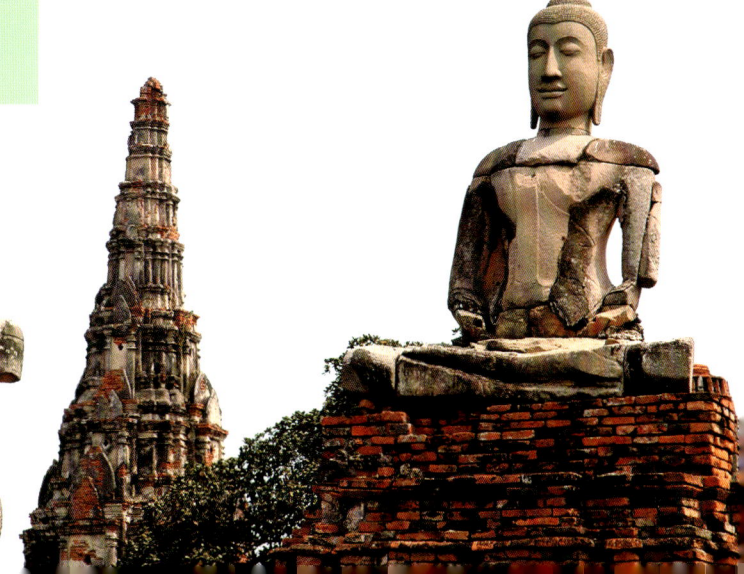

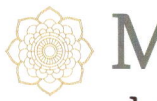

Meditation
가슴 차크라 명상

시작하기전에
느긋하고 편안한 시간을 선택합니다.

- 당신의 제단 앞에 앉거나 눕습니다. (82쪽) 색상, 상징과 연상을 통해 영감을 받도록 합니다.
- 오일, 향초나 향료로 분위기를 만듭니다.
- 원할 경우, 명상문구를 녹음하여 테이프로 만들어 틀어 놓습니다. 점(...)은 일시 정지를 의미합니다.

1. 당신은 가슴 차크라로의 여행을 시작합니다 ...긴장되거나, 흥분되거나 고통스러운가요? 그러한 감정을 인정하되, 깊이 생각하지는 않도록 합니다 ...당신은 안전하고 보호받고 있으며 사랑받고 있음을 알고 있습니다...

2. 자신이 붉은 오솔길 위에 서 있는 것을 봅니다... 발 아래 단단한 땅을 느낍니다...길이 오렌지 빛 모래로 바뀌는 것을 알게 되고, 마치 물처럼 당신의 발아래에서 잔물결을 일으킵니다. 당신의 발은 더 가벼워지며, 목적지에 더 가까이 다가가도록 해 줍니다...

3. 땅은 다시 풍부한 황금빛 노란색으로 바뀝니다... 발을 파고드는 온기를 느끼세요.온기는 당신 몸 전체를 따뜻하게 합니다...모든 것이 황금빛으로 빛나는 태양 아래서 목욕을 합니다...

4. 앞을 바라보면 길은 녹색으로 바뀌었고, 분홍색 성으로 이어집니다...이 녹색의 오솔길을 따라가자, 길은 당신의 발아래에서 사라집니다. 마치 당신이 허공을 걷고 있는 것처럼 느껴집니다...당신은 허공을 걷고 있습니다... 이제 분홍색 성의 입구에 있습니다.

5. 무거운 성문이 미끄러지듯 열리고, 광대한 분홍색의 홀로 이어집니다...당신의 심장은 주춧돌 위에 놓여 있습니다. 심장이 어떻게 보이나요? 심장이 얼어 붙어 있나요? 아니면 사슬에 둘러싸여 있나요? 아니면 타인에게 너무 열려 피를 흘리는 에너지 인가요?... 심장의 상태를 느껴 보세요...당신이 보는 것에 대한 판단을 내리지 마세요. 당신은 치유를 위해 이 곳에 있습니다...

6. 당신은 적절한 치료법을 활용할 수 있습니다. 도구를 들고 얼음을 조금씩 벗겨내고, 얼음이 더 빨리 녹을 수 있도록 따뜻한 입김을 불어 넣습니다... 주머니에 있는 황금 열쇠로 사슬을 풉니다...

7. 모든 흉터에 사랑의 손을 얹고, 상처를 치유하기 위해 심장에 우주의 사랑을 보냅니다...당신의 자연스러운 힐링 에너지가 심장이 필요로 하는 것을 주도록 합니다.

8. 이러한 행동에 당신의 심장이 어떻게 긍정적으로 반응하는지 관찰합니다...마음의 눈으로 보는 것과 몸에서 일어나는 변화 사이의 연결을 의식합니다... 이러한 순간들을 즐깁니다...

9. 당신의 심장을 어루만지고 무한한 우주의 사랑을 보냅니다. 심장이 더 많은 것을 받아들일수록, 다른 이들에게 더 많은 사랑을 줄 수 있음을 알게 됩니다.

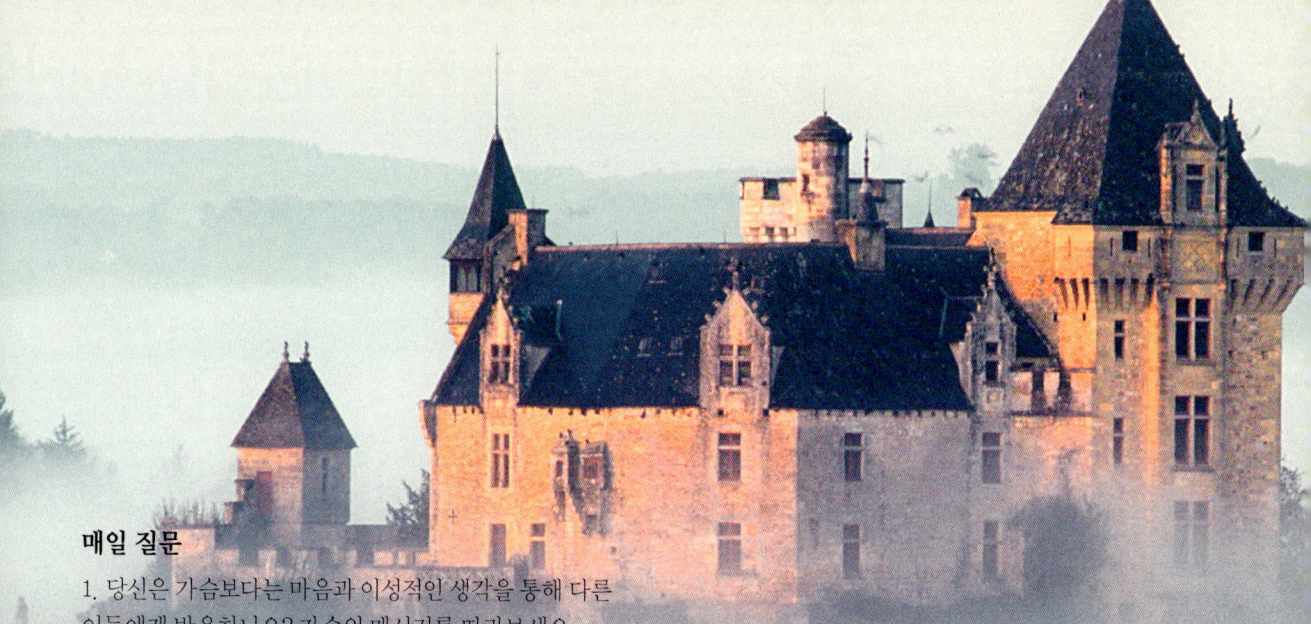

매일 질문

1. 당신은 가슴보다는 마음과 이성적인 생각을 통해 다른 이들에게 반응하나요? 가슴의 메시지를 따라보세요. 판단하지 말고, 진정으로 당신이 느끼는 것에 집중하세요. 가슴이 대답을 알고 있습니다.

2. 당신은 타인과 얼마나 많이 연결되어 있다고 느끼나요? 밖으로 나가서 사람들에게 미소를 지어보세요. 얼마나 많은 사람이 함께 미소를 지어 주는지에 놀라게 될 것입니다.

3. 스스로 실패를 용납하지 못하나요? 이 차크라는 균형에 관한 것입니다. 타인과의 균형이 아니라 자신과의 균형입니다. 자신의 어두운 면과 밝은 면을 존중하세요.

4. 당신은 편안한 얼굴을 하고 있나요? 당신의 감정으로부터 알아차리는 법을 배우세요. 당신의 가슴이 고통으로 가득하다면, 그것은 또 다른 교훈을 의미한다는 것을 인정하세요. 크게 기뻐하고 앞으로 나아가세요.

5. 당신은 인정이 많은가요, 아니면 다른 사람을 판단 하나요? 모든 이들의 현실은 다릅니다. 누구도 당신에게 상처를 줄 수 없음을 알아야 합니다. 고통의 이유는 다른 사람들의 행동에 당신이 어떻게 반응하느냐 하는 문제입니다.

확언

1. 나는 내가 아는 모든 사람에게 사랑을 보냅니다. 모든 마음은 내 사랑을 받아들이기 위해 열려 있습니다.

2. 고통은 나의 성장과 발전에 필수적인 부분임을 인정합니다.

3. 나는 나 자신과 내 안의 잠재력을 사랑합니다.

4. 나는 사랑의 힘으로 지난 모든 상처를 치유합니다.

5. 내 삶에 있는 모든 사랑에 감사합니다.

6. 다른 사람들은 나의 연민을 받을 자격이 있습니다.

7. 내가 나와 자신과 타인에게 느끼는 사랑은 무조건적입니다.

9. 사랑으로 인해 나는 자유롭습니다. 다른 이들은 그들이 할 수 있는 한 최선의 사랑을 합니다. 물론 그들은 나를 충분히 사랑하지 않을지 모릅니다. 그들이 사랑을 표현하는 데 있어 한계가 있을 수 있습니다. 그러므로 나는 그들을 사랑합니다.

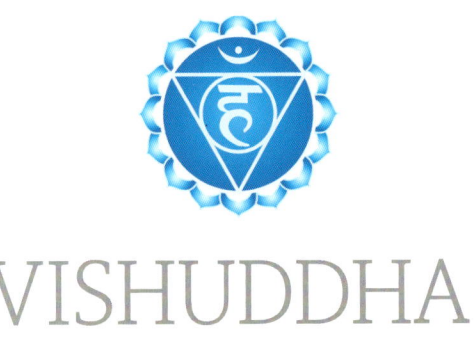

VISHUDDHA
다섯 번째 목 차크라

목 차크라는 소리를 통한 의사소통, 자기표현과 관련된 더 높은 단계의 차크라 중 첫 번째 차크라입니다. 산스크리트어로 비슈다는 정화를 의미하며, 일상 대화뿐만 아니라, 목적의식이 있는 사고와 스피치에 이르는 모든 의사소통을 포함합니다. 이는 책임감을 바탕으로 한 의사 표현으로 목 차크라를 발달시키는 것은 진정으로 원하는 것을 표현하기 위해 적절한 단어를 선택하는 것을 의미합니다. 약한 푸른 빛으로 공명하는 목 차크라의 기능을 원활하게 하기 위해서는 앞선 네 가지 차크라가 활발히 작용하여야 합니다.

힌두에서 비슈다는 영혼을 상징하는 산스크리트를 모아놓은 16개 꽃잎의 연꽃으로 표현되고 있습니다. 연꽃 안에는 스피치를 상징하는 삼각형과 보름달, 상아가 많은 코끼리인 아이라바타 (Airavata)가 있습니다. 목 차크라는 소리뿐만 아니라 청력과도 관련이 있는데 오늘날 사람들이 타인의 이야기를 잘 경청하지 않는 것이 안타깝습니다. 우리는 미묘한 내면의 귀를 찾기 전에 외면의 귀를 발달시켜야 합니다. 단어 뒤에 숨겨진 진실한 메시지는 귀로 들리지 않는다는 것을 더 높은 의식의 차크라를 사용하는 사람들은 알고 있습니다. 목 차크라가 그 기능을 하면, 사고와 스피치는 평온해지며 대화는 더 사려 깊어질 것입니다.

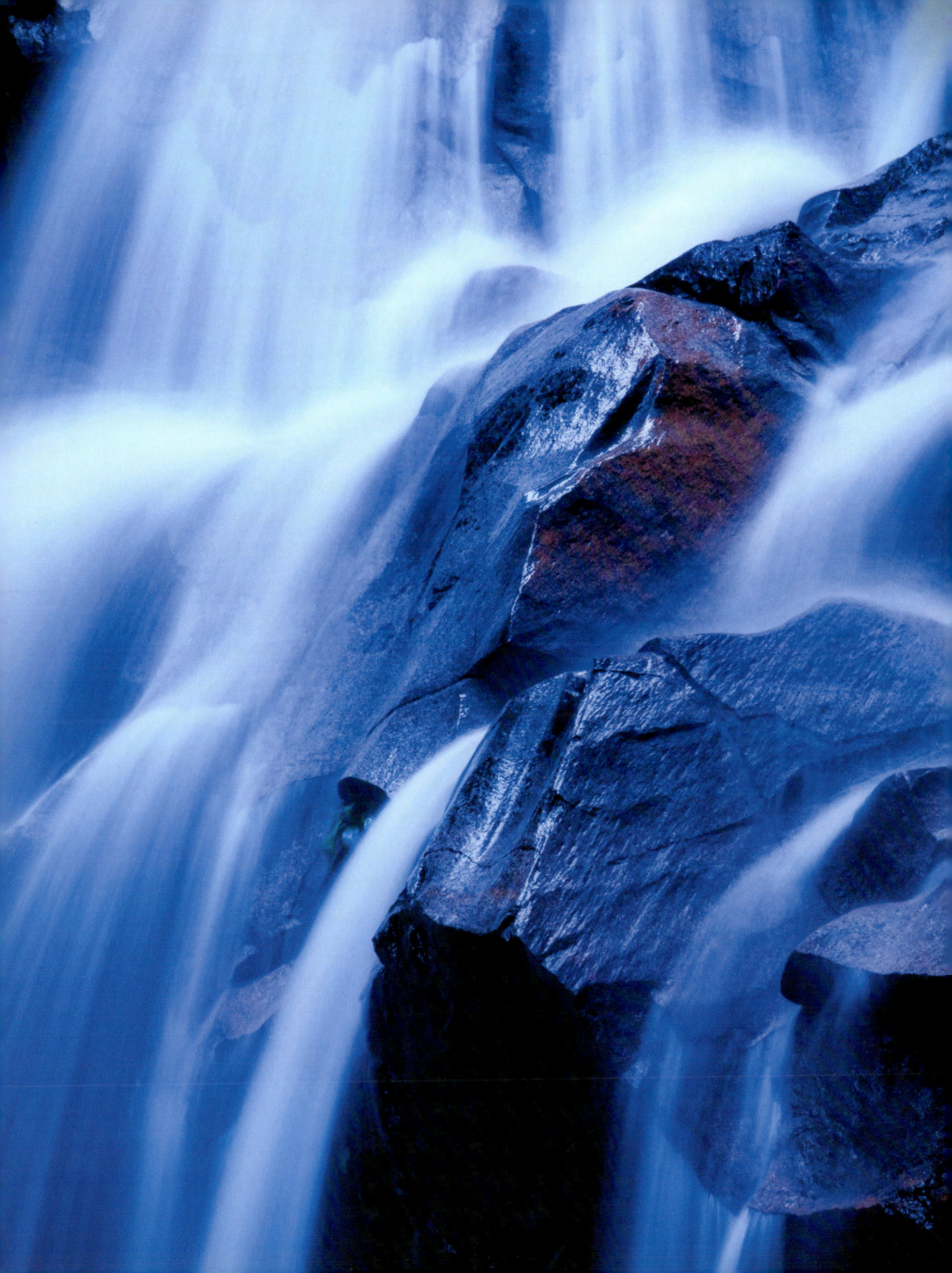

Throat

목 차크라의 관련성

다섯 번째 차크라인 목 차크라가 무엇인지를 알려 드리는 차트로써 차크라와 연결된 상징과 연상되는 모든 것들을 소개하고 있습니다. 한눈에 알아보기 쉽게 정리된 자료들은 당신의 제단을 꾸미기 위해 물건을 배치 할때나(96쪽), 크리스탈 작업(100쪽)을 위해 수정을 선택할 때 어떤 것을 어떻게 사용해야 할지에 대한 영감을 줄 것입니다. 또한, 명상과 심상화를 할때 필요한 다양한 이미지를 상상하는데 도움을 줄 것입니다. 필요한 주제에 알맞은 상징과 테마를 연결하여 사용해보세요. 목 차크라를 알아차리며 자신의 솔직한 감정을 의사소통하면 내면의 이슈에 집중할 수 있을 것입니다. 성공적이고 즐거운 차크라 여정을 이루기 위해서 스스로가 주치의가 되어 차크라를 적용해보는 것이 필요합니다. (26,101쪽) 타인과 자신감을 가지고 소통하면서 어떤 기분을 느끼는지 내면의 목소리를 들으면 목 차크라를 이해할 것이며 스스로 정화하는 과정이 중요하다는 것을 알게 될 것입니다.

차크라의 특징

아래의 과도한 (너무 열려있는 상태), 결함 있는 (막힌 상태), 그리고 균형 잡힌 차크라 에너지 중 어떤 것에 해당하는지 확인해보세요 – 그런 후 이장에서 소개하는 도구와 기법을 사용하여 필요한 행동을 취하도록 해보세요. (선택해야 합니다).

너무 열린 상태 (차크라의 회전이 너무 빠를 때)
– 지나치게 수다스러움, 독단적, 독선적, 오만함

막힌 상태 (차크라의 회전이 느리거나, 완전히 움직이지 않을 때)
– 자기 표현으로부터 물러나 있음, 신뢰할 수 없음, 일관적이지 않은 관점을 유지함

균형 잡힌 상태(차크라가 균형을 유지하며, 회전이 적절한 진동 스피드를 가질 때) – 뛰어난 전달자, 만족스러운, 명상이 쉬운 일임을 알게 됨, 예술적으로 영감을 받음

목 차크라

산스크리트어: 비슈다

의미: 정화

위치: 목의 중심

상징: 16장의 잎으로 구성된 연꽃잎과 아래를 가리키는 삼각형 속에 보름달을 상징하는 구가 있음

연상되는 색상: 파란색

원소: 에테르

지배하는 행성: 수성

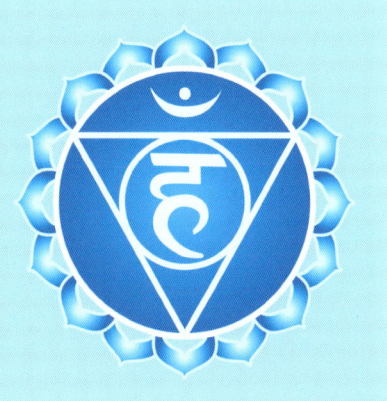

감정장애
보호주의, 감정을 표현하는데 무능력함, 창조적이지 않음, 고요할 수 없음, 목표를 성취함에 어려움

육체장애
인후염, 목 통증, 갑상선 문제, 청각장애, 이명, 천식

상응하는 몸의 부위
목, 귀, 코, 이, 입, 목

육체의 연결된 부위
갑상선, 부갑상선

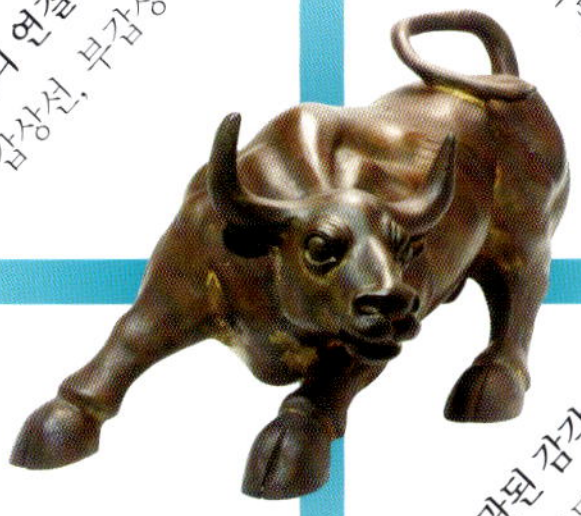

목표
타인과의 조화, 자아탐구, 창조성

삶의 배워야 할 점
결정력, 개인표현

메인 이슈
의사소통, 자기표현

발달되는 나이
28~35살

원형
기능적인 원형 전달자
역기능적인 원형 – 전달자 – 감춰진 자아

상응하는 동물
코끼리, 황소

사회 유대
개인적

신성한 연결
자백

연관된 감각
청각/듣기

음식
과일

인센스 / 아로마오일
카모마일, 마르

크리스탈
터키석, 라피스 라줄리, 아쿠아마린, 아게이트, 셀레스타이트, 카이아나이트, 소달라이트, 사파이어

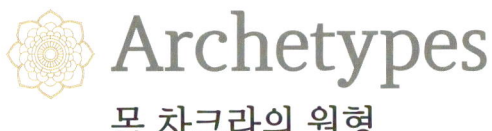

Archetypes
목 차크라의 원형

자신을 표현하는 데 어려움을 겪고 있는 듯한 사람을 만나게 되면, 그 사람의 턱이 가슴을 향하고 있으며, 목 부분은 어린아이 같이 숨기고 있지 않은지 확인해보세요. 이 사람이 목 (다섯 번째) 차크라에 취약하다는 것을 보여 주는 예입니다. 그런 사람들은 자신이 침을 삼키고 있다는 사실을 숨기기 위해 자주 기침을 하며 갑자기 따분하고 단조로운 목소리로 말을 하는 경우가 많습니다. 그들은 집단 토론에 참여하려 하지만, 불분명함 또는 열정의 부족으로 인해 종종 다른 사람들이 그들의 이야기를 귀담아듣지 않습니다. 이 모든 것들은 목 차크라의 기능 장애의 신호입니다.

목 차크라의 부정적인 원형은 감춰진 자아입니다. 여기서 우리는 자신의 느낌을 진솔하고 자유롭게 표현 못 하는 사람을 살펴봅시다. 그들은 부당한 (또는 합리적인) 요청을 거절하고 싶지만, 어쨌든 '예'라고 말합니다. 이러한 행동들 때문에 분노와 좌절감이 쌓이고 더욱더 목 차크라를 차단하게 되어, 인후염, 기관지의 열, 뻣뻣한 목과 갑상선의 문제 등 신체적인 징후로 드러나게 됩니다. 침묵은 대화의 부족이 아니라 진실한 표현의 부족입니다. 이와 반대로 전달자는 타인들과 대화하려 합니다. 그들은 사람들의 시선을 끄는 매력적인 목소리를 가지고 있어 대중 연설, 교육, 방송, 자기 계발 훈련 및 다양한 치료 요법 분야에 종사하고 있습니다. 이러한 분야에서 일하는 모든 사람이 진정한 전달자라는 뜻은 아니지만, 이 분야에 특출난 사람은 명료함과 목적의식을 가지고 자신을 표현하기 때문에 전달자일 가능성이 높습니다. 전달자는 내면의 진실한 대화를 끌어내기에 설득력이 있고 사려 깊은 방법으로 말하고 글을 쓰며 어리석은 말이나 비속한 말을 거의 사용하지 않습니다. 전달자는 자신의 상처나 분노를 표현할 권리가 있다는 것을 알고 있으며, 다른 사람을 깎아내리지 않는 방법으로 그 감정을 표현합니다. 그들은 타인과의 대화에서 가슴과 마음 모두를 통합하며 말과 글의 힘에 대해 알고 그 힘을 남용하지 않습니다.

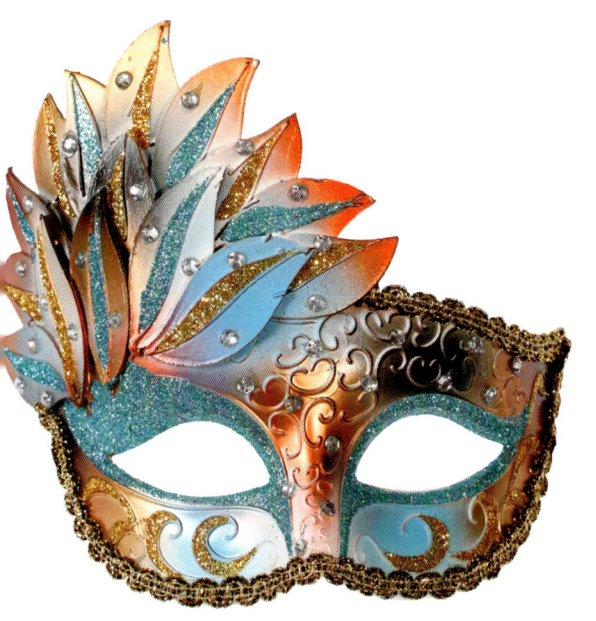

감춰진 자아

감춰진 자아는 광대처럼 보이기도 합니다. 언제나 웃으며 농담을 하고 모든 상황을 긍정적인 관점으로 이야기하기 때문입니다. 현실적으로 그들은 아무도 자신을 사랑하지 않고 아무도 자신의 이야기를 들어주지 않는 비극적인 감정을 숨기기 위해서 희극의 가면을 쓰고 있습니다.

102쪽에 있는 명상과 매일 질문, 확언을 시도하며 감춰진 자아에 자신감을 북돋아 주고 당신의 전달자를 해방해 주세요.

감춰진 자아의 고통

이러한 고통은 가끔 어린 시절 트라우마에 의해 발생합니다. 보통 감춰진 자아는 '조용히 해!'라는 말을 자주 들었기 때문에 자신의 의견은 가치 없다고 느끼면서 성장하였습니다. 억압당해 온 진실한 자아와 만나기 위해서는 이러한 거절의 두려움을 극복해야 합니다. 극복하지 못하면 그들의 슬픈 내면 아이들은 주체적으로 삶을 책임지는 것을 거부하게 됩니다.

전달자

더 낮은 단계의 차크라 작업을 통해 가슴에서 필요로 하는 연민을 가진 전달자들은 다른 사람들이 자신의 말을 경청하지 않는 경우, 이는 그들의 대화 능력의 문제가 아니라, 단순히 자신이 말하고 있는 내용을 듣는 사람이 충분히 받아들일 수 없는 상태라고 이해합니다.

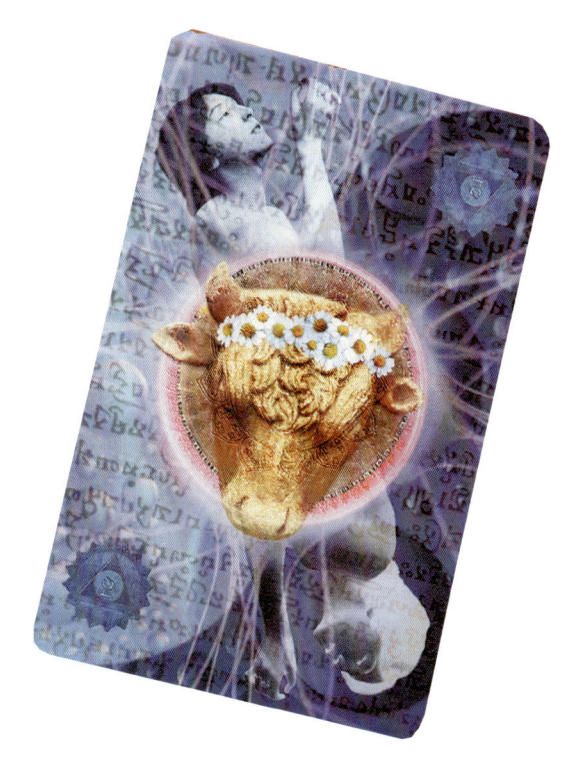

제단: 목 차크라

사라의 직업인 행정직은 그녀를 만족하게 하지 못했습니다. 그녀는 학창 시절에 창의적 글쓰기에서 두각을 보였으며 언론인이 되길 원했지만, 자신의 소망을 결코 표현하지 못했고 현재의 사무직을 선택하게 되었습니다. 또한, 그녀는 자신의 업무 능력이 아주 좋지 못하다는 생각을 하였습니다. 그녀는 자신이 가진 능력을 못마땅해하는 가정에서 성장했습니다. 이로 인해 자신을 계속 하찮게 평가해 왔습니다. 사라의 친구가 그녀가 실제로 재능이 있다고 확신을 준 후, 그녀는 자신의 창의성을 자유롭게 펼치는 데 집중하겠다고 결심했습니다. 또한, 대화하는 능력과 다른 사람의 시선을 끄는 능력도 발전시키기로 하였습니다. 이를 위해 그녀는 자신만의 제단을 준비했습니다.

· 밝은 터키석과 푸른색 옷
· 미국 원주민의 라피스 라쥴리와 터키석 장신구
· 소리와 공명을 하는 작은 황동 벨
· 과일 바구니
· 화이트 머스크 병
· 자신의 창의적 노력을 칭찬하는 손으로 쓴 선언문
· 학창 시절 창의적인 글쓰기 대회에서 상으로 받은 책
· 연한 푸른빛의 필기용 종이

이 제단은 목 차크라에 적용하기 위한 사라의 시도입니다. 이 제단은 영감에 주기 위한 사례입니다. 당신의 공간은 개인적으로 중요한 물건으로 고르세요.

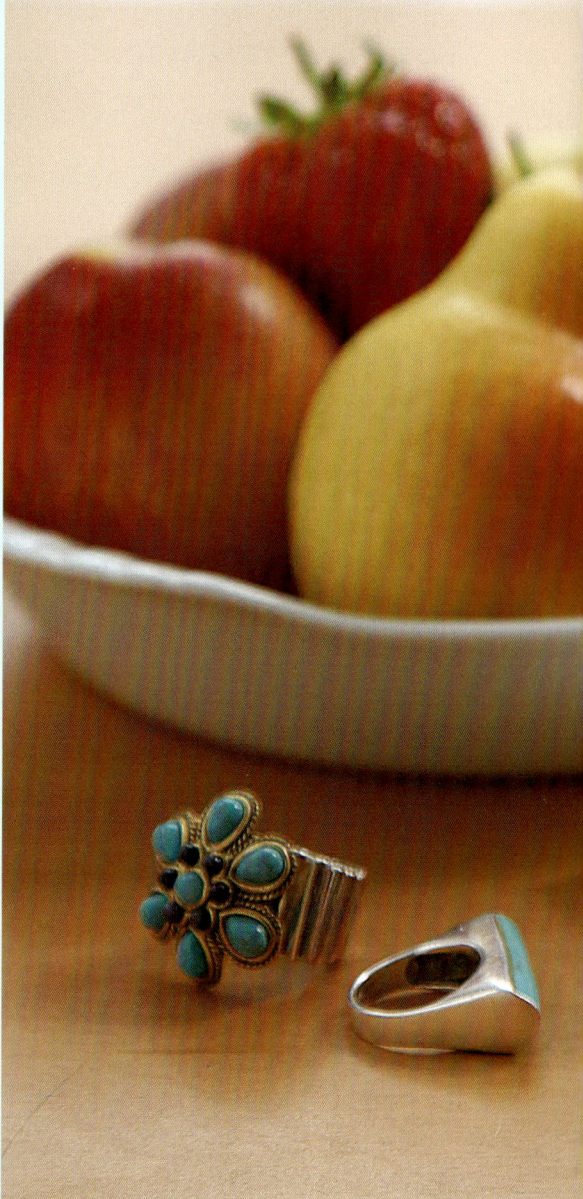

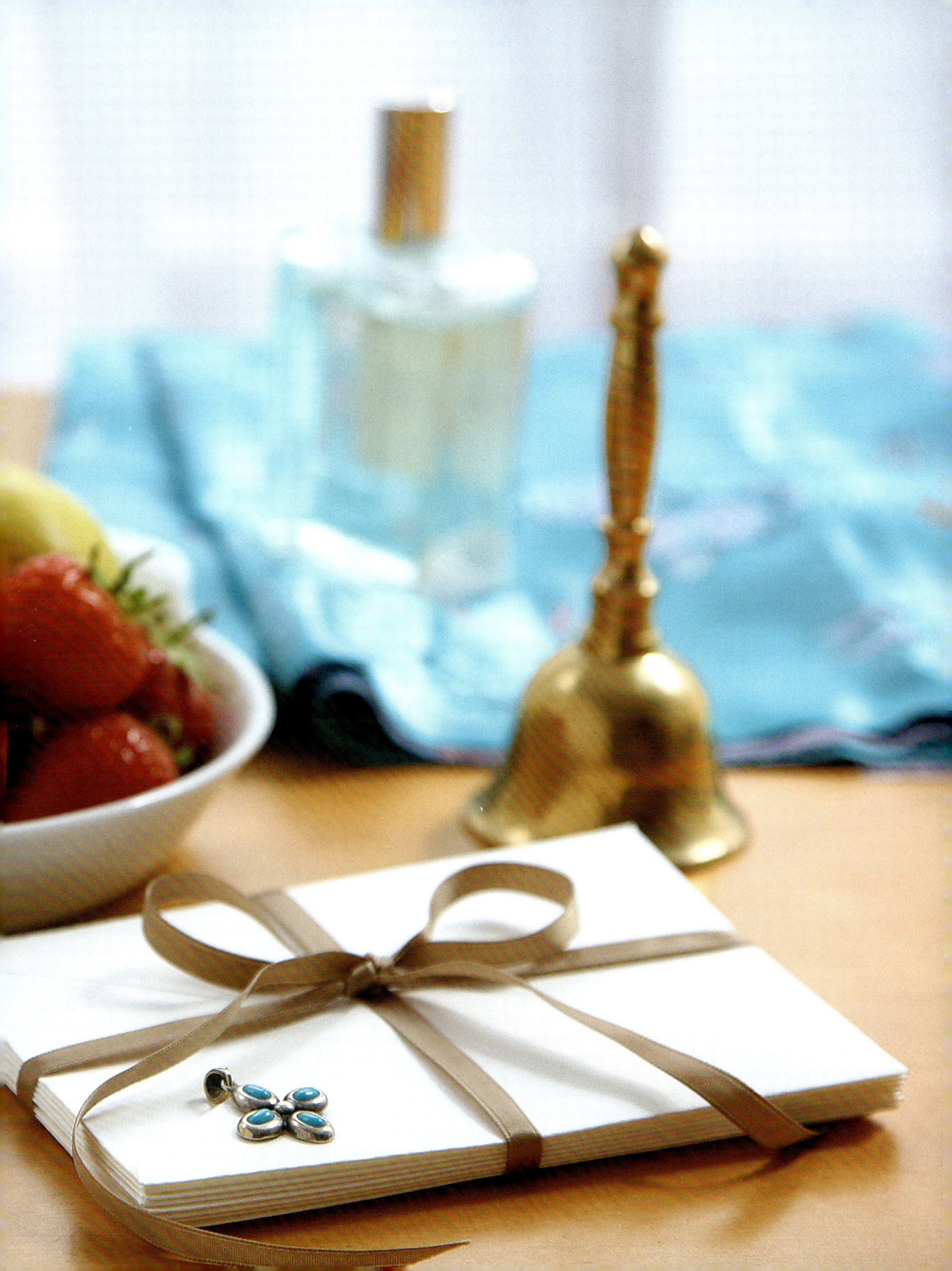

Exercise
목 차크라 운동

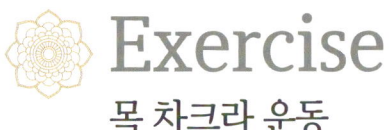

목은 스트레스나 잘못된 자세로 뻣뻣해지고 긴장되기 쉬운 부위 중 하나입니다. 이 부위는 정신과 신체의 에너지 흐름을 연결하는 다리이므로 그 흐름이 어떤 식으로든 방해를 받으면, 정체와 차단이 일어나게 되어 목 부위에 경직이 날 수 있습니다. 아래의 어깨로 지지하는 요가 자세(같은 주제에 대한 두 가지 변형들)가 목 부위의 긴장을 풀어 주고, 특히 목 차크라와 연관된 갑상선을 자극하는 데 도움이 됩니다.

어깨로 지지하기 자세

가능하다고 생각되면 바닥이나 매트 위에서 직접 어깨 자세를 취해봅니다. 평평하게 눕습니다. 발을 평평하게 바닥에 놓고 무릎을 구부려서, 발뒤꿈치가 엉덩이에 가까워지도록 합니다. 등 아래 부분을 살짝 들어 올리고, 무릎을 머리 쪽으로 가져오고, 몸통과 다리를 흔들어 줍니다. 동시에 손을 움직여 등 아랫 부분을 지지하도록 합니다. 다리를 쭉 뻗어 위로 다리가 곧게 펴지도록 합니다. 코로 숨을 천천히 들이마시고 내쉬며, 호흡을 인식합니다. 편안하다면 가능한 한 오래 이 자세를 유지합니다.

1. 더 많이 지지하는 힘이 필요하다고 생각된다면, 벽을 이용하여 다리를 기대어 놓아도 좋습니다. 벽 바로 옆에 앉아서 자세를 시작합니다.

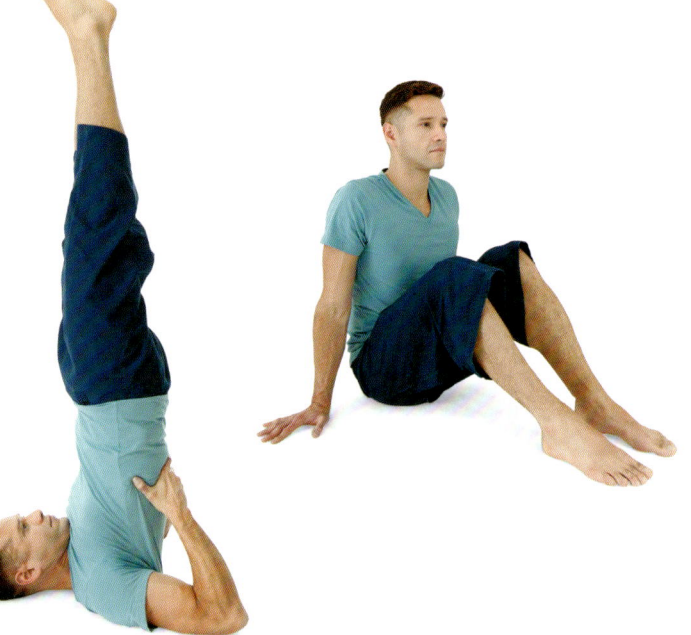

2. 다리를 들어 올려서 벽에 평평하게 기대어 놓고, 단단한 표면에 엉덩이를 대고 눕습니다.

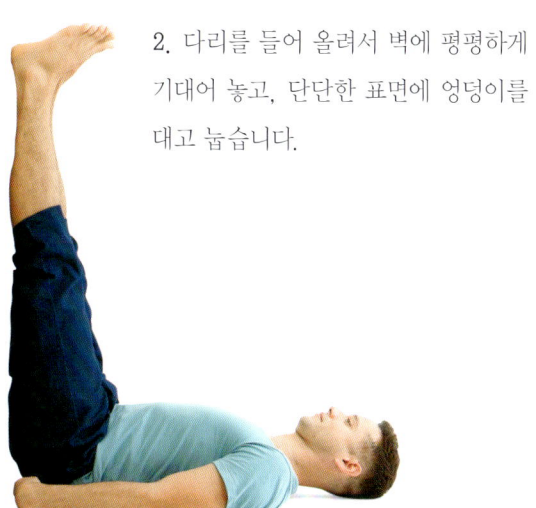

3. 무릎을 구부리고, 벽에 발을 평평하게 누른 후, 엉덩이와 가슴을 끌어 올립니다.

4. 손으로 등 아랫 부분을 지지하고, 팔꿈치가 몸에 가까이 가도록 합니다. 다리를 쭉 펴고, 벽에 발을 댄 채, 동시에 가슴, 배와 엉덩이를 끌어 올립니다. 몇 분 동안 이 자세를 취하며, 코로 편안하게 숨을 쉽니다.

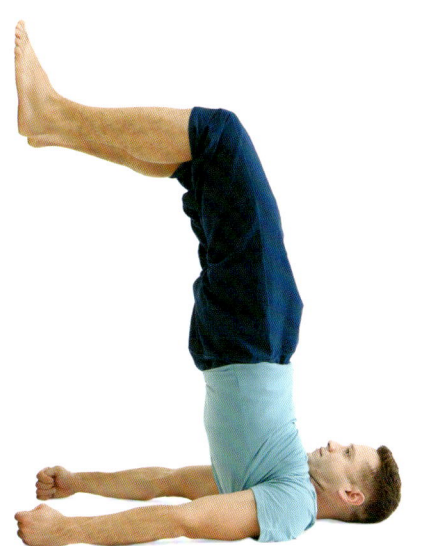
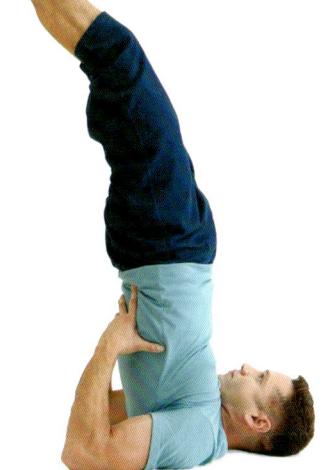

Crystals
상응 크리스탈

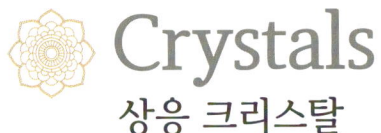

목 차크라는 모든 형태와의 의사소통을 의미하며 다양한 푸른 색상 계열의 크리스탈을 사용하여 목 차크라를 활성화할 수 있습니다. 직감을 통해 개인적으로 친밀감을 느끼는 원석을 골라 보세요.
(크리스탈 힐링에 대한 정보는 26쪽 또한 참고하세요.)

터키석 (Turquoise)

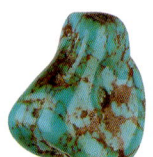

목 차크라를 자극하여 정서적 문제를 해결하는 데 도움을 줍니다. 직관적인 영감을 북돋아 주므로 창의적인 이슈와 연계될 때 사용하면 매우 좋습니다. 또한, 더 높은 자아와의 조화를 통해 삶의 진정한 길을 찾는 데 도움을 줍니다.

라피스 라쥴리 (Lapis Lazuli)

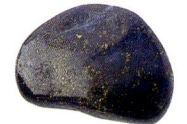

금색 또는 흰색의 반점이 있는 진한 파란색의 크리스탈입니다. 자기 표현과 예술적 진취성에 좋고, 인식과 지적 능력을 확장하는 데 도움이 됩니다. 목 차크라에 에너지를 주어 타인과 효과적으로 의사소통하는 데 필요한 명료한 의식을 활성화하는 데 도움을 줍니다.

소달라이트 (Sodalite)

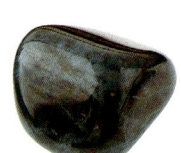

라피스 라쥴리와 살짝 비슷하게 생긴 이 크리스탈은 다양한 푸른빛을 내며 다른 색상도 포함하고 있습니다. 객관성과 새로운 관점을 자극하며 의식적과 무의식적 사고 사이의 조화를 만들어줍니다. 자신의 진정한 감정을 깨닫고 분명히 표현하는 데 도움을 주며 어떻게 가벼운 마음으로 삶을 살아갈 수 있는지 일깨워줍니다.

셀레스타이트 (Celestite)

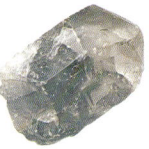

연하고 깨지기 쉬운 크리스탈로, 뱅골의 사제들은 추종자들에게 깊은 인상을 주기 위해서 이 크리스탈을 사용했습니다. 복잡한 생각을 정리하고 간단하게 전달하는 데 도움을 주기 때문에 정신 활동에 유용한 스톤입니다. 투청력(귀에 들리지 않는 소리를 들음)과 꿈의 회상을 도와준다고 알려져 새로운 차원으로 접근하여 이야기를 전달할 수 있습니다.

아쿠아마린 (Aquamarine)

마감에 쫓기는 언론계 종사자들에게 적합한 크리스탈입니다. 진정과 스트레스 감소 효과가 있으며, 특히 많은 대중 앞에서 대화할 때 유용합니다. 일반적인 세상에 대한 지식뿐만 아니라, 자기 자신도 이해할 수 있도록 도와줍니다. 또한, 목 차크라를 자극하고 깨끗하게 하여 의사소통을 향상해줍니다.

크리스탈 힐링을 열린 마음으로 바라보고, 충분한 시간을 갖은 후 크리스탈을 골라보세요. 개인의 소망에 따라 크리스탈을 배치하도록 합니다.

· 따뜻하고, 편안한 장소를 선택합니다.
· 자신을 방해하는 것이 있는지 확인합니다.
· 조용한 음악이나 자연의 소리를 틀어 놓습니다.
· 인센스나 향초를 태웁니다.
· 편안한 옷을 입습니다.
· 먼저 화장실을 다녀옵니다.
· 충분한 수분섭취를 위해 물을 마십니다
· 크리스탈을 최적의 상태로 정화하고 튜닝해 둡니다. (27쪽)

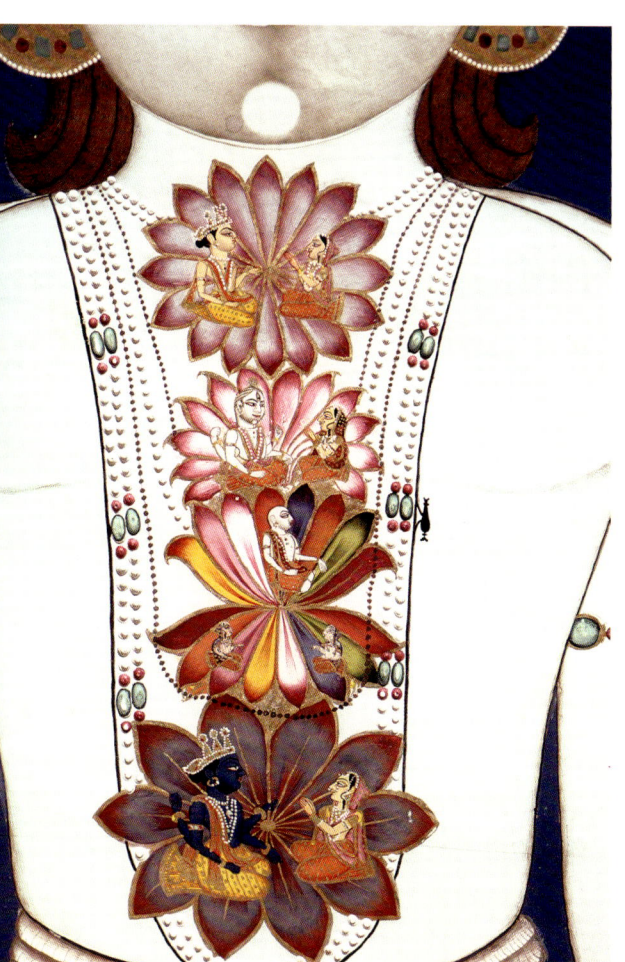

사라 (96쪽 참고)

여기에서 설명한 모든 푸른색의 크리스탈 (왼쪽 참조) 들은 말과 글의 모든 면에서 자신의 재능을 표현하고자 하는 사라를 돕는 데 사용되었습니다. 그녀는 목 차크라 주변에 스톤을 두었으며, 목과 마음 사이에 열린 길을 창조하는 푸른색의 에너지를 상상했습니다. 크리스탈 힐러의 조언을 받아 미국 원주민의 전통적인 터키석과 라피스 라쥴리 목걸이를 구해서 그녀의 목 아래 부분에 두었습니다. 그녀는 글을 쓸 때 주기적으로 그 목걸이를 착용했고, 그녀가 타고난 창의성에 훨씬 더 쉽게 다가갈 수 있음을 깨달았습니다. 그녀는 책을 통하여 글쓰기 재능을 많은 사람과 나누기를 위해 앞으로 만날 미래의 편집자에게 제안서를 보냈습니다.

Meditation
목 차크라 명상

시작하기전에
느긋하고 편안한 시간을 선택합니다.

- 당신의 제단 앞에 앉거나 눕습니다. (96쪽) 색상, 상징과 연상을 통해 영감을 받도록 합니다.
- 오일, 향초나 향료로 분위기를 만듭니다.
- 원할 경우, 명상문구를 녹음하여 테이프로 만들어 틀어 놓습니다. 점(...)은 일시 정지를 의미합니다.

1. 편안한 자세를 취하고 코로 깊고 천천히 숨을 쉽니다.

2. 발에서부터 머리까지 각 근육의 긴장을 풀어 줍니다... 바닥 또는 의자에 자신이 깊숙이 가라앉고 있음을 느낍니다...

3. 이제 머리와 목에 집중하고, 당신의 입 안을 씻어주고 있는 아름다운 푸른 안개를 상상합니다... 목구멍을 씻어 줍니다... 푸른 안개가 당신의 귓가에서 소용돌이 칩니다 ...다시 당신의 목을 깨끗하게 씻어줍니다... 그리고는 당신의 혀 끝으로 미끄러져 나갑니다...당신의 턱을 편안하게 합니다..이제 얼굴의 해당 부위들이 부드럽고 자유롭게 되도록 합니다...

4. 긴장감을 느끼는 부분이 있는지 다시 확인하고 해당 부위에 이 푸른 안개가 스미도록 하여 긴장을 풀어줄 수 있도록 합니다...

5. 호흡을 알아차리고, 매 들이마시는 호흡 마다 푸른 안개가 조금씩 늘어나도록 합니다... 매 호흡을 뱉을 때 마다 이 푸른 안개가 당신의 목구멍, 입, 혀, 귀와 목에 퍼져 나가도록 합니다... 각 부위들이 점점 더 강해집니다 ... 당신의 진실을 이야기 해보세요 ...당신이 당신과 다른 사람들에 대해서 느끼는 연민을 정직하고 열린 느낌으로 표현해 보세요 ...

6. 목 차크라 주변에 계속해서 푸른 안개가 소용돌이 치는 것을 느끼면서, '내가 원한다' '내가 필요로 한다' 라는 단어를 떠올려 보세요... 당신은 무엇을 원하나요? ... 당신은 무엇을 필요로 하나요? ... 스스로 무엇을 원하고 무엇을 필요로 하는지 물어 볼 권리가 있습니다 ... 당신은 존중과 인내를 가지고 자신의 욕구를 들어 줄 권리가 있습니다...

7. 매일 어떤 방법으로든 자신에 대해 거리낌 없이 말해 보도록 합니다...

8. 이 아름다운 푸른 안개에 대해 매일 명상함으로써, 당신의 목 차크라는 강화되고 견고해 질것입니다. 그리고 자신의 소망과 욕구를 이야기하고 충족할 수 있는 시간 으로 나아가고 있음을 알게 됩니다... 당신은 스스로 그러한 욕구를 충족하기 위해 필요한 모든 것을 당신안에 갖고 있기 때문입니다... 그리고 이를 받아들임으로써, 당신은 다른 사람들이 그러한 욕구를 지지하고 존중 한다는 것을 알게 될 것입니다.

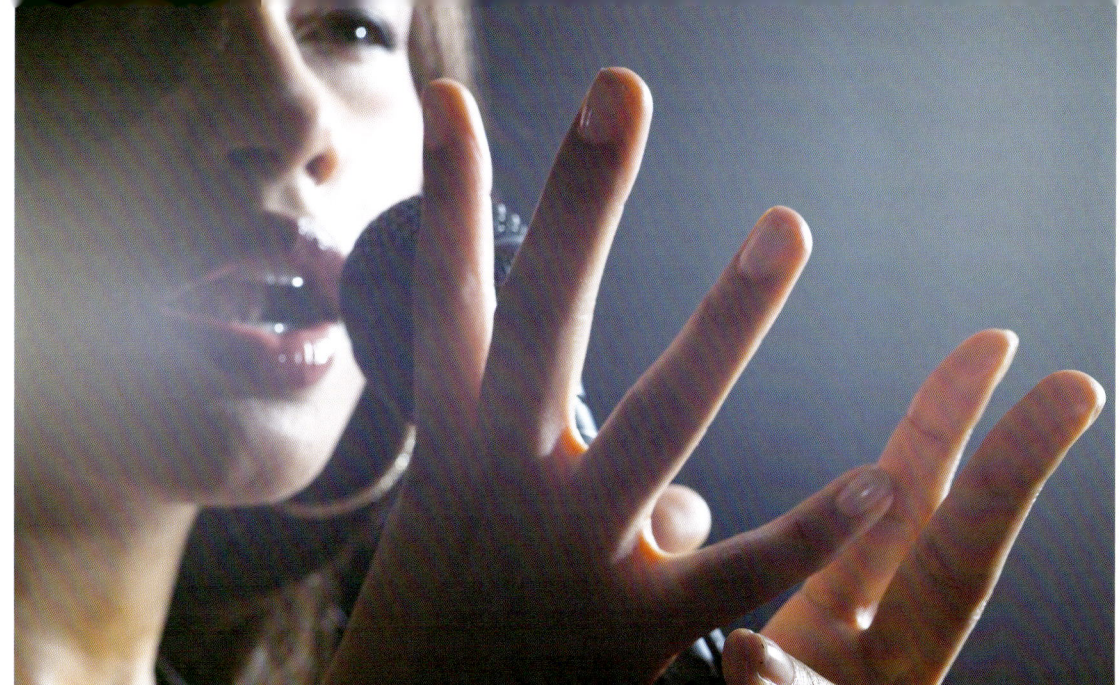

매일 질문

1. 당신은 어떻게 자신의 목소리를 강해지게 할 수 있나요? 욕실에서 노래를 하거나 시를 낭송하거나, 매일 아침 5분 동안 노래를 하도록 해 보세요.

2. 당신의 자세가 목소리를 조이고 있나요? 부정적인 습관들을 바꾸기 위해서 알렉산더 테크닉을 시도해 보세요.

3. 당신은 자신의 감정을 어떻게 표현하나요? 감정을 안전하게 전달하기 위해서 일기를 써 보세요.

4. 분노를 표현하는 것에 대해 어떻게 생각하나요? 당신을 화나게 하는 사람의 이름을 적어 보세요. 하지만 그 감정으로부터 분리해 보세요. 당신의 마음은 분노로 가득하지만, 가슴이 동정과 사랑을 나눠주고 싶어 하는 것을 상상해 보세요.

5. 당신의 몸은 얼마나 정화되어 있습니까? 주말을 활용해서, 몸을 자극시키는 음식들을 중단하고, 오직 신선한 음식, 생식 또는 가볍게 조리한 음식만을 먹도록 해 보세요.

확언

1. 나는 나 자신을 위해 말할 것입니다.
2. 내가 말해야 하는 것은 들을만한 가치가 있는 것입니다.
3. 나는 자기표현과 나의 모든 창의적인 추구를 즐깁니다.
4. 나는 다른 사람들의 요구와 소망을 경청하고 인정합니다.
5. 나는 언제나 가슴으로부터 이야기합니다.
6. 나는 생각과 말을 뱉기 전에 심사숙고합니다.
7. 내 목소리는 더욱 강력해지고 더욱 설득적입니다.

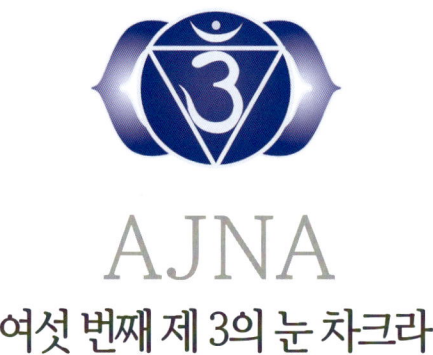

AJNA
여섯 번째 제 3의 눈 차크라

일곱 가지 차크라 시스템에서 여섯 번째 차크라는 아즈나이며 '인지하다' '알다' 그리고 '지배하다'를 의미합니다. 신체에서 눈은 실제 하는 것들을 인지하는 도구입니다. 반면에 눈썹 사이에 있는 여섯 번째 차크라 '제 3의 눈'은 분명하게 증거가 없는 사물을 직관할 수 있는 능력입니다. 우리는 머리로 이해할 수 없는 것을 알게 될 때 그것을 '예감'이라 말합니다. 하지만 때때로 우리는 제 3의 눈이 알려주는 많은 가능성을 외면하는 선택을 하곤 합니다.

의식과 더 높은 기능이 연결된 제 3의 눈 차크라는 우리가 보고, 듣고, 냄새 맡고, 만지거나 맛보는 모든 것은 내면의 시각 또는 '통찰력'으로서 시작된다고 일깨워 주는 심령적 도구입니다. 이 차크라의 상징은 두 개의 꽃잎으로 이루어진 연꽃으로, 원의 양쪽에 마치 날개처럼 달려 있으며, 그 안에는 아래를 가리키는 삼각형이 있습니다. 꽃잎은 제 3의 눈 양쪽에 있는 두 개의 눈, 조화롭게 작용하는 양쪽 뇌 또는 신체적 한계를 초월하는 날개, 그리고 드러나고 감추어진 두 개의 현실 세계를 의미합니다. 이 차크라의 비물리적인 특성은 빛에 의해 표현됩니다. 신체 감각에서, 빛은 눈으로 들어와 상상으로 해석됩니다. 밀교에서는 직관은 뇌로 들어오는 빛과 같아서, 내부의 이미지를 동반한다고 합니다. 이 순간이 '유레카' 순간인 것입니다.

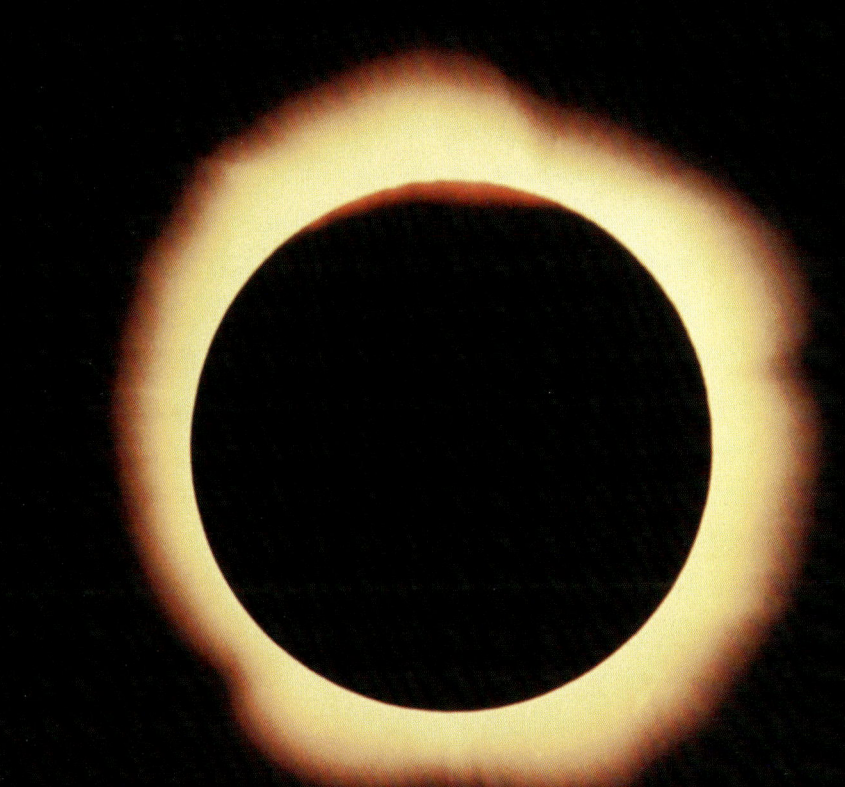

Third Eye

제 3의 눈 차크라의 관련성

여섯 번째 차크라인 제 3의 눈 차크라가 무엇인지를 알려드리는 차트로써 차크라와 연결된 상징과 연상되는 모든 것들을 소개하고 있습니다. 한눈에 알아보기 쉽게 정리된 자료들은 당신의 제단을 꾸미기 위해 물건을 배치 할때나 (110쪽), 크리스탈 작업(114쪽)을 위해 수정을 선택할 때 어떤 것을 어떻게 사용해야할지에 대한 영감을 줄 것입니다. 또한, 명상과 심상화를 할 때 필요한 다양한 이미지를 상상하는 데 도움을 줄 것입니다. 필요한 주제에 알맞은 상징과 테마를 연결하여 사용해보세요. 제3의 눈 차크라를 알아차리며 물질적 세상을 초월, 직관과 지혜의 문을 열어 보면 당신의 마음과 관련된 문제에 더욱 집중할 수 있을 것입니다. 만약 당신이 멘토, 구루 (힌두교의 스승), 치료사, 점성술사, 또는 심령술사라면 무한한 지식의 세계에 접속하여 다른 이들이 궁금해하는 질문을 찾게 하는 힘을 줄 것입니다.

차크라의 특징

아래의 과도한 (너무 열려있는 상태), 결함 있는 (막힌 상태), 그리고 균형 잡힌 차크라 에너지 중 어떤 것에 해당하는지 확인해보세요 – 그런 후 이장에서 소개하는 도구와 기법을 사용하여 필요한 행동을 취하도록 해 보세요. (선택해야 합니다).

너무 열린 상태 (차크라의 회전이 너무 빠를 때)
– 매우 논리적임, 독단, 권위주의적, 오만함

막힌 상태 (차크라의 회전이 느리거나, 완전히 움직이지 않을 때) – 버릇없음, 성공을 두려워함, 정신 분열증 경향, 너무 좁은 시야

균형 잡힌 상태(차크라가 균형을 유지하며, 회전이 적절한 진동 스피드를 가질 때) – 카리스마가 있음, 매우 직관적임, 물질적인 것에 집착하지 않음, 특별한 현상을 경험할 수 있음

제 3의 눈 차크라

산스크리트어: 아즈나

의미: 인지하다, 알다

위치: 눈썹 위와 눈썹 사이

상징: 양 쪽에 두 개의 커다란 연꽃잎, 눈이나 날개와 비슷함, 아래를 가리키는 삼각형을 포함하는 원

연상되는 색상: 남색

원소: 빛/텔레파시 에너지

지배하는 행성: 해왕성, 목성

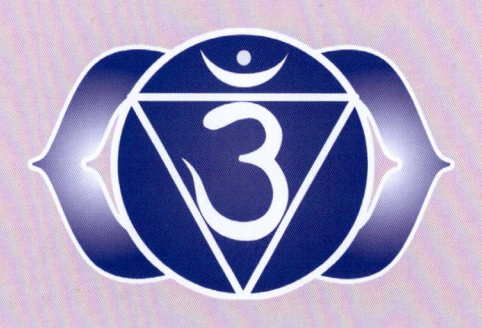

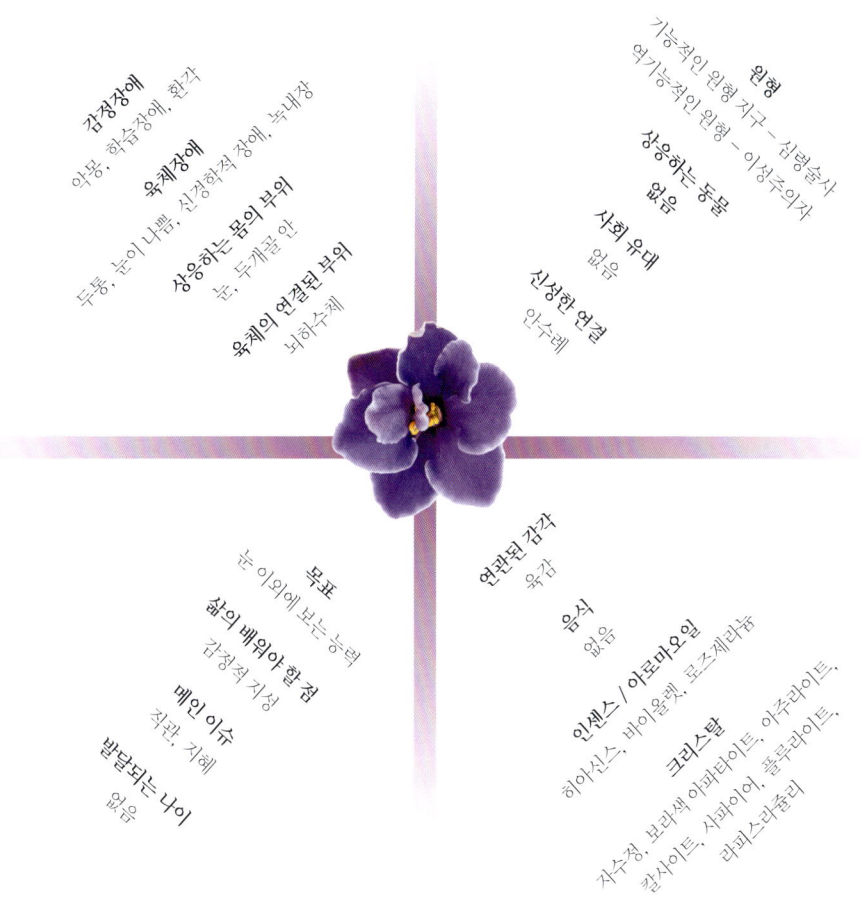

감정장애
악몽, 학습장애, 환각

육체장애
두통, 눈이 나쁨, 신경학적 장애, 녹내장

상응하는 몸의 부위
눈, 두개골 안

육체의 연결된 부위
뇌하수체

원형
기능적인 원형 지구 - 심령술사
역기능적인 원형 - 이성주의자

상응하는 동물
없음

사회 유대
없음

신성한 연결
안수례

연관된 감각
육감

음식
없음

인센스 / 아로마오일
히아신스, 바이올렛, 로즈제라늄

크리스탈
자수정, 보라색 아파타이트, 아주라이트, 칼사이트, 사파이어, 플루라이트, 라피스라줄리

목표
눈 이외에 보는 능력

삶의 배워야 할 점
감정적 지성

메인 이슈
직관, 지혜

발달되는 나이
없음

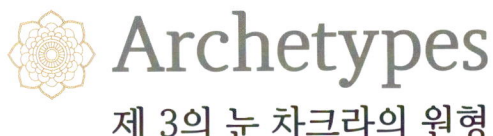

Archetypes
제 3의 눈 차크라의 원형

제 첫 번째 책이 어떻게 탄생하게 되었는지에 대한 이야기는 제 3의 눈 (여섯 번째) 차크라의 기능 및 역기능적 원형을 완벽하게 설명합니다. 책을 쓸 기회가 생기게 되자 즉각적으로 그 일을 할 운명임을 알게 되었지만, 행동을 취하기 전에 양쪽 뇌는 고민하기 시작했습니다. 논리적인 좌뇌는 그것은 이상하고 특이한 주제이며, 아마도 맞지 않을 거라고 내게 말했습니다. 그러나 창의적인 우뇌는 이 책을 쓰는 일은 앞으로 나아가는 길이라 인식하였습니다. 그건 마치 제가 스스로 미래를 들여다보는 듯한 느낌이었습니다.

결국 책을 썼고, 꽤 성공을 거두었으며, 결국 제가 성장할 수 있는 분야로 이끌어 주었습니다. 저의 지적 능력이 직관을 압도하도록 내버려 두었다면, 현재 제게 물질적 성공과 영적 만족 모두를 주고 있는 이 길로 오지 못했을 것입니다. 우리 모두 안에 있는 이성주의자에게 얼마나 자주 길을 내주고 있습니까? 우리를 보호하고 있는 안전한 세계가 깨어질 때 느끼는 공포와 불안감은 좌뇌가 이론적이고 안전한 선택을 하게 하는 것입니다. 현실적으로, 이성주의자는 단순히 모든 것에 '과학적인' 관점을 취하는 사람들이 아닙니다. 이 집단은 또한 통제자와 완벽주의자를 포함합니다. 이들은 다른 사람들의 실패를 받아들이지 못하며, 자기 자신에게도 그와 같이 행동합니다. 이 차크라의 기능적 원형은 심령술사입니다. 심령술사는 특별한 감각으로 자신의 능력을 사용하지만, 삶의 문제에 대한 해답은 자기 자신에게 있다고 믿는 사람들입니다. 목 (다섯 번째) 차크라를 발달시킴으로써, 경청의 필요성을 자각한 심령술사는 이제 자신의 내면의 자아가 내는 목소리를 듣습니다. 그들은 제 3의 눈 차크라의 지혜는 일상생활의 불협화음이 가라앉지 않는 한 들을 수 없는 속삭임과 같다고 했습니다. 그래서 그들은 자신의 창의성과 직관력이 빛을 발하기 위해서 명상과 묵상이 필요하다는 것을 알고 있습니다.

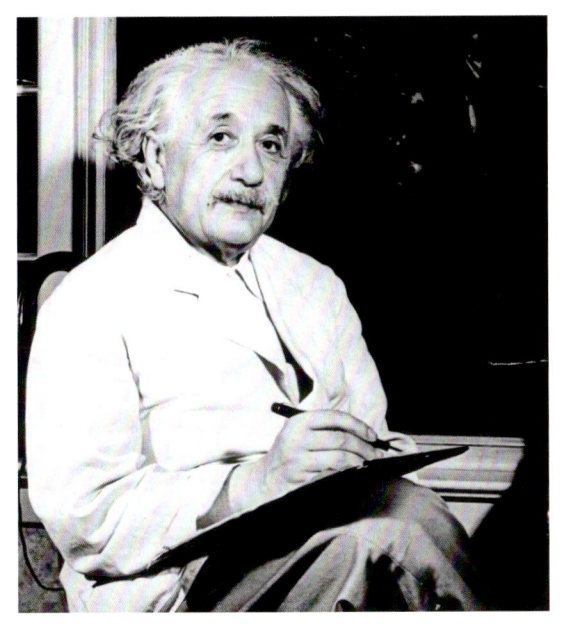

이성주의자

자신의 감정, 통찰력과 내면의 지혜를 믿지 않기로 한 (아마도 어린 시절에 이러한 측면에 대해 조롱을 받은 적이 있기 때문에) 이성주의자는 점점 더 자신을 제한하고 고립주의자로 변하도록 자신을 강요합니다.

116쪽에 있는 명상, 매일 질문과 확언을 실천하여 당신 내면의 이성주의자를 떨쳐 버리고, 심령술사의 본능을 키우도록 하세요.

상상의 결실

많은 과학자는 합리화 및 이론화의 틀에 갇혀 있습니다. 하지만 알버트 아인슈타인과 토마스 에디슨과 같은 진정으로 위대한 과학자와 발명가는 발견은 논리보다는 상상에서 온다는 것을 인정하였습니다. 아인슈타인의 많은 이론은 공상에서 나왔으며, 그중 하나는 그가 일광욕하는 상상을 하면서 우주는 유한하다고 결론을 내린 것이었습니다.

심령술사

자신의 기술을 오랫동안 가지고 왔던 심령술사는 종종 뛰어난 예술가, 치유사와 치료사로 나타납니다. 그들은 이론과 실천의 차이를 알고 있습니다. 진정으로 재능이 있는 사람은 단순히 '책으로 사는' 사람이 아니라 자신의 고유하고 강력한 통찰력을 신뢰하는 사람입니다.

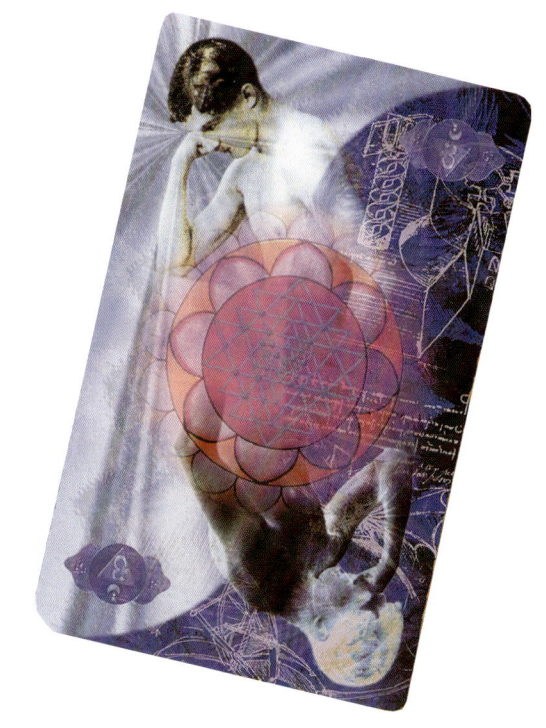

제단:
제 3의 눈 차크라

제임스는 늘 자신의 지적 능력을 자랑스러워 했습니다. 하지만 작은 회사를 경영하면서 충직한 오른팔 직원을 고용하기는 쉽지 않았습니다. 종종 그는 누군가에 대해 어떠한 '직감'을 느낄 때가 있지만, 그것을 무시하곤 합니다. 그는 서류 자격심사를 통해 합격 결정을 내리는 편을 선호합니다. 그러다 그는 그 사람에 대한 직감이 과학적인 접근보다 더 정확하다는 것을 알게 되었습니다. 그리고 직관을 제대로 활용하지 못하여 사업 거래에 실패하는 경험을 하면서 인간관계에 대한 그의 논리적인 접근법이 잘 못 되었다는 것을 알게 되어 제단을 준비하기로 하였습니다.

이 제단은 제임스의 제 3의 눈 차크라 치유작업을 위하여 시도했던 제단의 모습입니다. 이 제단은 당신에게 영감을 주기 위한 하나의 예입니다. 스스로에게 특별한 의미가 있는 물건들을 모아 당신만의 제단을 꾸며보세요.

- 빛을 의미하는 양초 홀더가 내장되어 있는 정밀한 거울
- 로즈 제라늄을 함유한 오일 버너
- 정의를 나타내는 타로 카드
- 작은 백수정 구
- 자수정 조각, 예지력을 증진하는 것으로 알려짐
- 제 3의 눈 차크라 상징
- 남색의 만다라
- 가장 좋아하는 램프
- 뇌의 그림, 좌뇌와 우뇌를 보여 주고 각각의 뇌에 주어진 특성을 보여줌

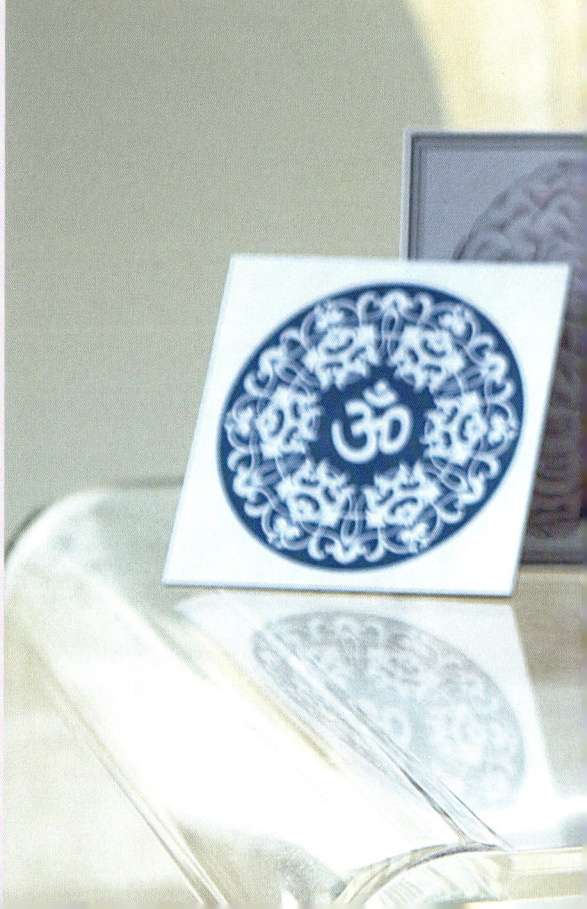

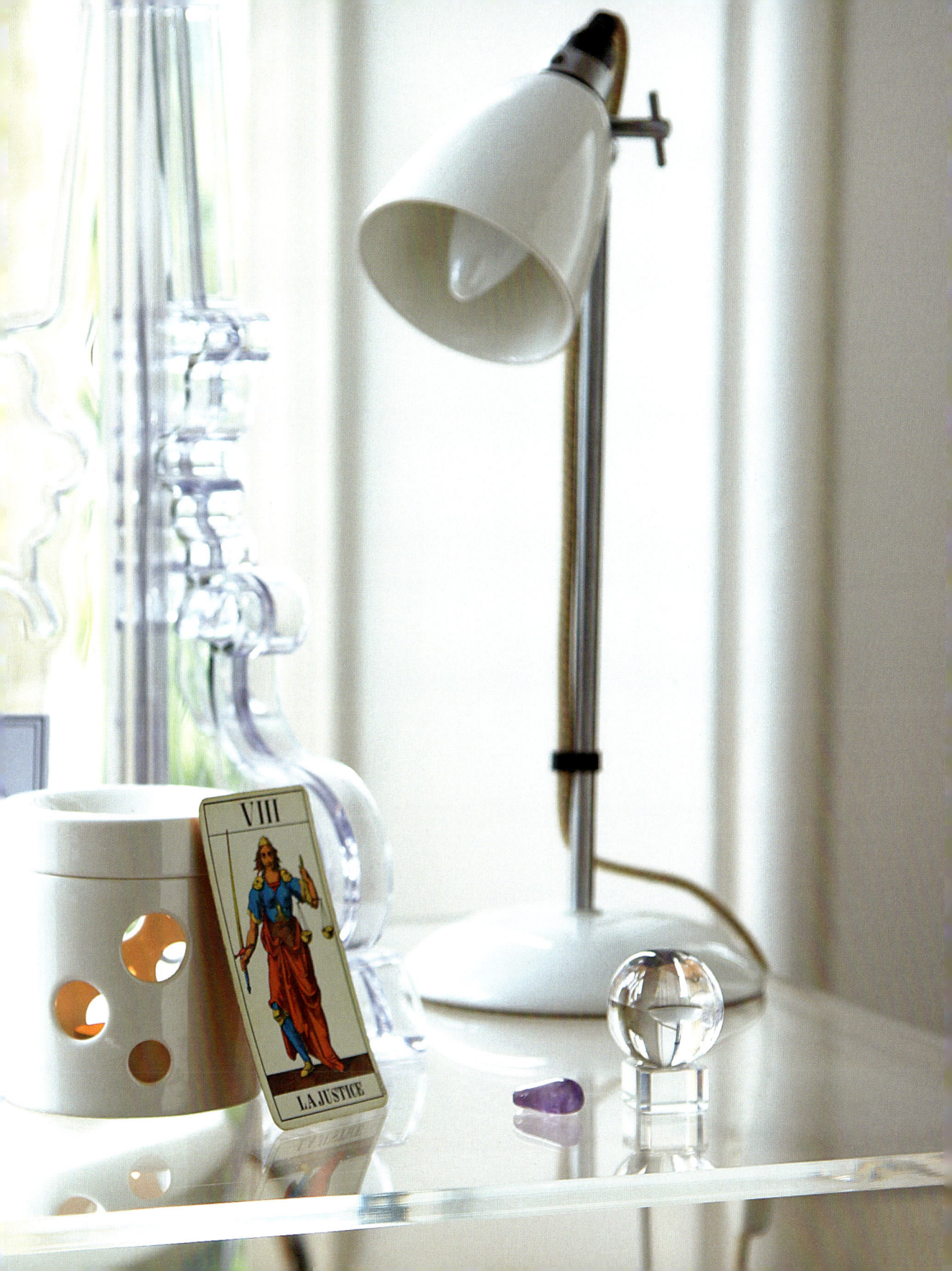

Exercise
제 3의 눈 차크라 운동

색상을 시각화하는 능력을 향상함으로써 제 3의 눈의 메시지와 창의성에 접근할 수 있는 또 다른 능력을 갖추게 됩니다. 긴장을 풀고 편안한 자세를 취합니다. 시선은 빈 만다라에 두고, 눈을 흐리멍덩하게 뜹니다. (맞은편 페이지 참고 – 흑백으로 복사하여 '비어 있는' 것처럼 보이게 합니다) 또는 그와 유사하게 추상적이고 흑백인 그림을 응시합니다.

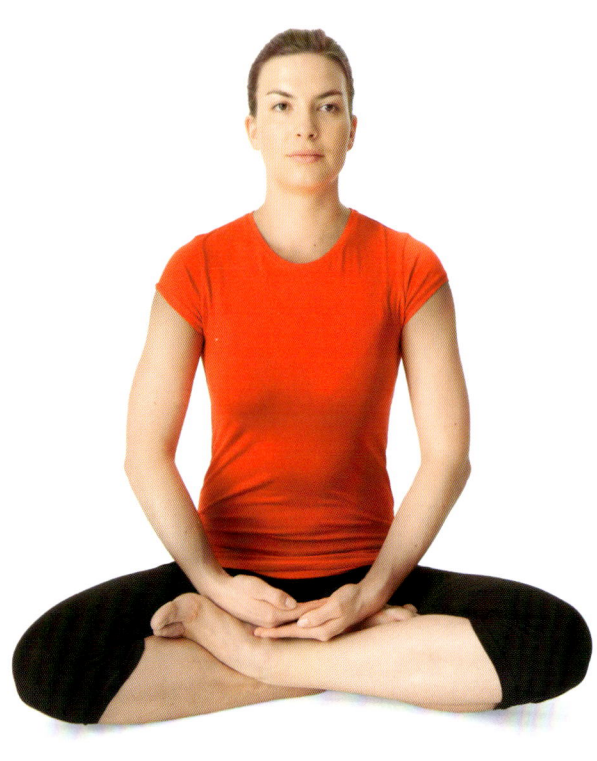

1. 흰 빛줄기를 상상합니다. 이는 무지개의 모든 색깔이 결합한 것이며, 머리 왕관에서부터 슈슘나까지 비추어줍니다 (16쪽). 흑백의 만다라를 응시하는 당신의 마음의 눈으로 흰색의 빛줄기에서 무지개의 색깔을 하나씩 뽑아내는 상상을 합니다.

2. 먼저 뿌리(첫 번째) 차크라의 붉은 색상을 뽑아내어 만다라의 모든 하얀 공간을 붉은색으로 채웁니다. 그런 후 다시 흰색의 빛줄기로 초점을 돌려 오렌지 빛깔을 끌어냅니다. 오렌지 색으로 만다라를 씻어내리는 상상을 합니다.

3. 노란색, 녹색, 남색과 보라색도 동일하게 진행합니다. 이러한 연습이 어려울지라도 좌절하지 않도록 합니다. 이 연습을 할 때 곁에 각 색상의 천이나 종이를 두어 도움을 받도록 합니다. 먼저 색상을 바라보고 마음의 눈에 새긴 후, 흰색의 빛줄기와 만다라에 다시 초점을 둡니다.

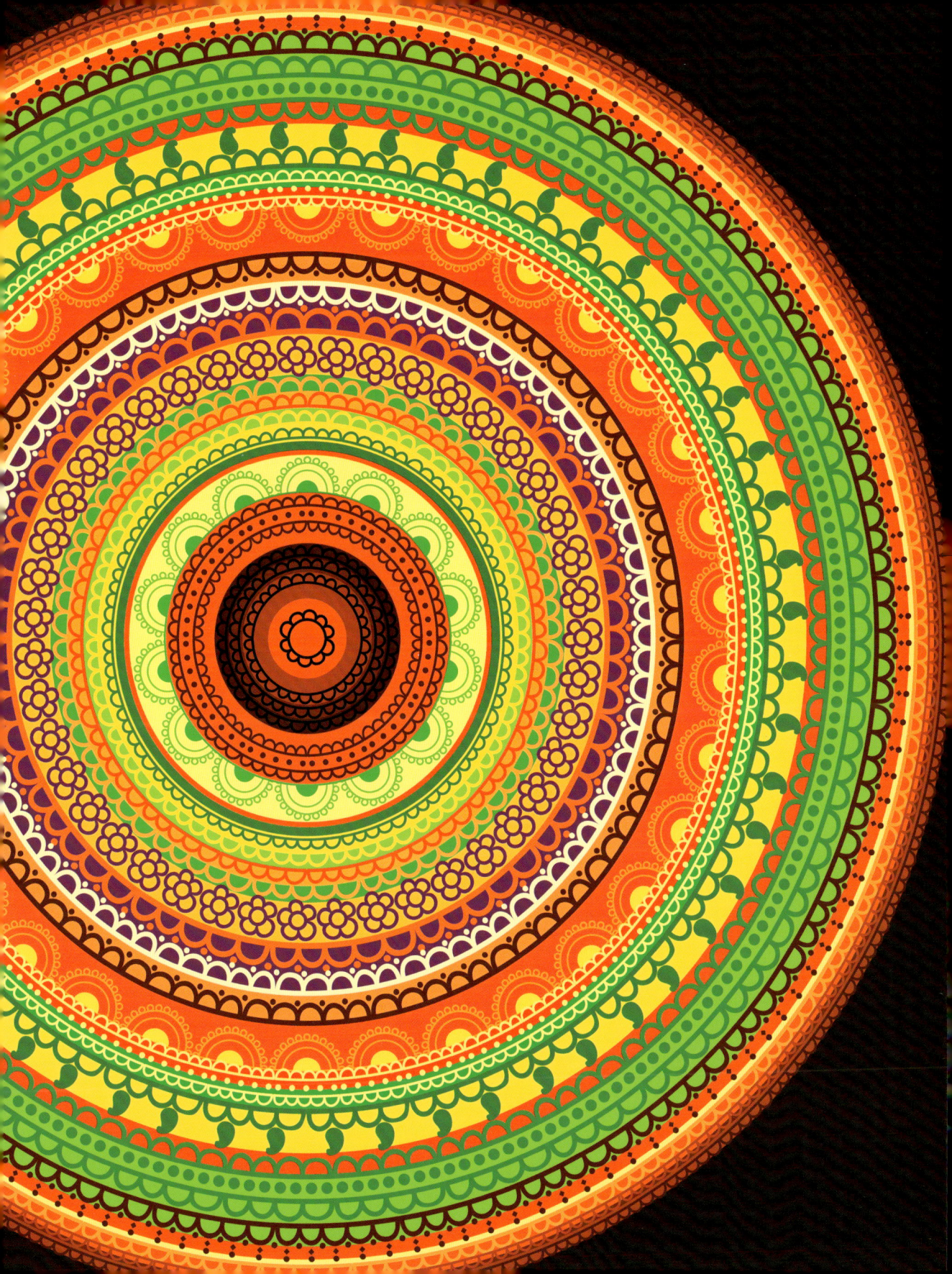

Crystals
상응 크리스탈

푸른빛이 도는 보라색과 남색으로 공명하는 크리스탈들은 직관력과 심령 능력을 향상해줍니다. 어떤 크리스탈은(ex. 자수정) 보이지 않는 에너지적 변화와 당신의 직관력에 영향을 받아 하나 이상의 차크라에 사용되기도 합니다. (크리스탈 힐링에 대한 정보는 26쪽 참고)

칼사이트 (Calcite)

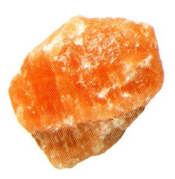

어떤 다른 광물과 접촉하여 만들어졌는가에 따라 다양한색상으로 만들어집니다. 다양한 차크라에 사용되지만, 투명한 칼사이트는 제 3의 눈의 에너지를 증폭시키며, 직관력 측면에서 더 거대한 영적 공감을 불러일으킵니다.

아주라이트 (Azurite)

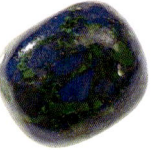

제 3의 눈 차크라의 영적 능력을 빛나게 해 주며, 직관력에 따르도록 도움을 줍니다. 제 3의 눈이 차단되었을 때 자극하면 유용합니다. 마야인들은 내면의 지혜와 지식을 사람들에게 쉽게 전달하기 위해서 이 크리스탈을 사용하였습니다.

보라색 플루라이트 (Purple Fluorite)

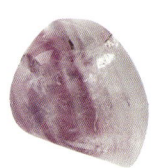

'알아차림의 돌'로 많은 형태와 색상을 지니고 있으며 이성과 직관에 영향을 준다고 알려져 있습니다. 제 3의 눈 차크라에 사용되어 정신의 길을 무한하게 확장하며 구체화하는 능력을 키워주어 잘못된 환상에서 벗어나게 도와줍니다. 보라색 플루라이트는 영적으로 얻은 정보를 분명하게 표현하도록 도와줍니다.

자수정 (Amethyst)

진한 자줏빛에서 연한 라벤더색에 이르기까지 다양한 색상의 자수정은 '명상의 돌'이며, 제 3의 눈 차크라와 왕관 차크라에 모두 유용하게 사용됩니다. 자수정은 이로운 보호 에너지를 갖고 있으며, 이성과 정서 사이에서 혼란을 겪을 때 진정시키는 효과가 있습니다. (128쪽 참조)

제임스 (110쪽 참고)

제임스는 '좌뇌'의 영향을 받아 수정을 온 몸에 배치하는 것을 주저했지만, 명상을 돕기 위해서 제 3의 눈 차크라에 작은 자수정 조각을 사용하는 것만은 허락했습니다. 그는 매일 30분의 시간을 두 번 할애하는 데 동의했으며, 첫 30분의 동안 편안한 자세로 누운 후 눈썹에 자수정을 올리고 다양한 자연의 소리를 들으면서 그것을 시각화하도록 안내받았습니다. 두 번째 명상은 직관적인 자아를 받아들이기 위하여 배정되었습니다. 또한, 제임스는 자신의 책상 위에 둔 커다란 자수정을 바라보면서 몇 가지 확언을 반복했습니다. 그 확언 중에는 논리적인 제약에서 벗어나 자신의 직관적 자아를 신뢰하는 일도 포함되었습니다.

크리스탈 힐링을 열린 마음으로 바라보고, 충분한 시간을 갖은 후 크리스탈을 골라보세요. 개인의 소망에 따라 크리스탈을 배치하도록 합니다.

· 따뜻하고, 편안한 장소를 선택합니다.
· 자신을 방해하는 것이 있는지 확인합니다.
· 조용한 음악이나 자연의 소리를 틀어 놓습니다.
· 인센스나 향초를 태웁니다.
· 편안한 옷을 입습니다.
· 먼저 화장실을 다녀옵니다.
· 충분한 수분 섭취를 위해 물을 마십니다
· 크리스탈을 최적의 상태로 정화하고 튜닝해 둡니다. (27쪽)

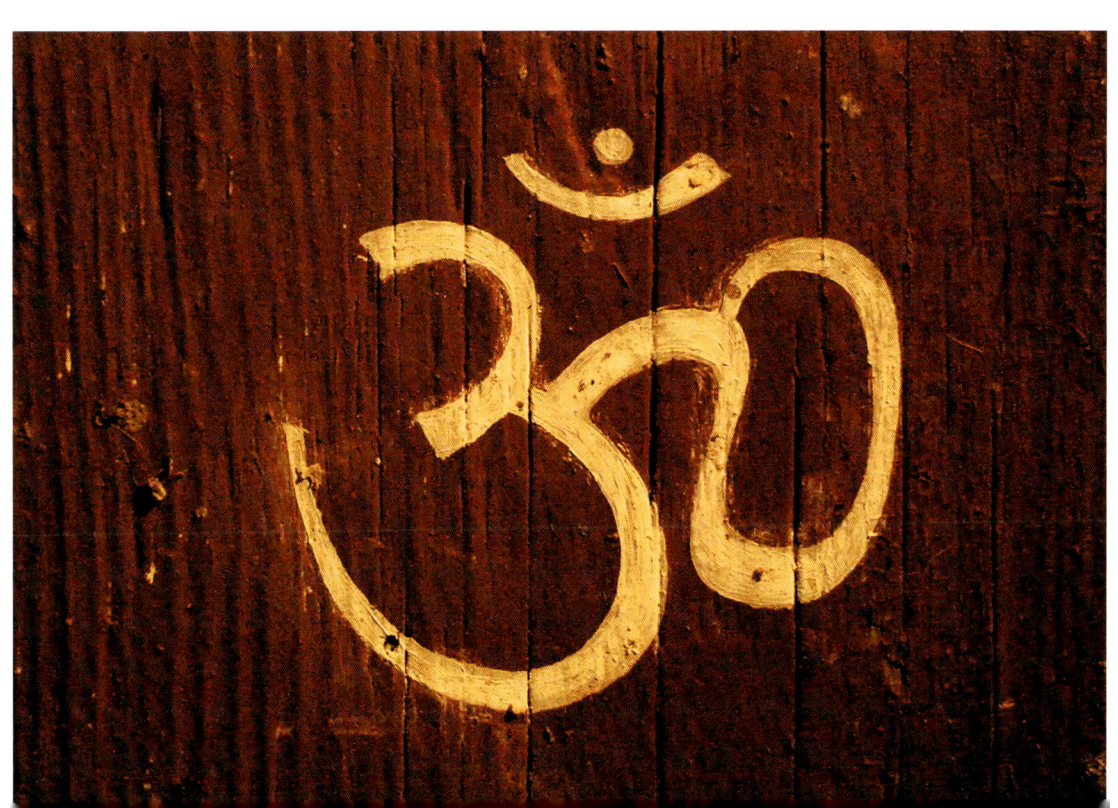

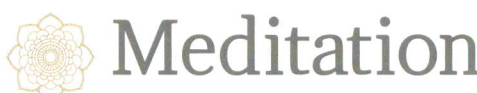
Meditation
제 3의 눈 차크라 명상

시작하기전에
느긋하고 편안한 시간을 선택합니다.

- 당신의 제단 앞에 앉거나 눕습니다. (110쪽)
  색상, 상징과 연상을 통해 영감을 받도록 합니다.
- 오일, 향초나 향료로 분위기를 만듭니다.
- 원할 경우, 명상문구를 녹음하여 테이프로 만들어 틀어 놓습니다. 점(...)은 일시 정지를 의미합니다.

1. 편안한 자세를 취하고 코를 통해 천천히 깊게 숨을 쉽니다.

2. 발과 발목에서부터 목과 머리에 이르기까지 차례로 각 근육의 긴장을 줍니다... 그리고 근육이 풀리면, 바닥이나 의자 아래로 당신의 몸이 깊이 가라앉는 기분을 느낍니다...

3. 마음의 눈으로, 눈썹 사이에 자리한 제 3의 눈 차크라가 마치 물리적으로 실제 하는 것처럼 인식합니다...

4. 원의 양 쪽에 있는 아즈나 상징의 한 쌍의 흰색 날개에 집중합니다(107쪽)...원 안에서 땅을 향하고 있는 황금색 삼각형을 봅니다... 당신의 상위 의식과 당신의 몸과 연결시킵니다...

5. 이제 그 상징을 남색 빛깔로 가득 채워서 당신의 이마를 보랏빛 푸른색으로 씻어 내리도록 합니다...보랏빛은 우리의 머리 꼭대기에 있는 왕관 차크라로부터 씻어 내려옵니다... 그리고 푸른빛은 목 아래쪽에 있는 목 차크라로부터 위로 이동합니다...

6. 당신의 제 3의 눈은 아름다운 연꽃입니다... 연꽃의 뿌리가 당신의 이마 안에서 깊이 뿌리내린 것을 느끼며 각 차크라의 줄기를 연결하는 중심 기둥인 슈슘나와 연결됩니다...

7. 당신의 눈 사이에서 살짝 회전하고 있는 제 3의 눈의 소용돌이 에너지를 느껴 봅니다...

8. 차크라 에너지의 움직임을 감지합니다... 모든 다름 감각에 집중합니다. 제 3의 눈 차크라의 연꽃의 향을 맡아 봅니다...

9. 제 3의 눈은 당신이 진짜 눈 만큼 실제적입니다... 이 눈은 당신에게 우주의 의문에 대한 통찰력, 예지력과 진실을 제시해 주기 위해 그 곳에 있습니다... 신체의 눈처럼 제 3의 눈을 자연스럽게 대합니다... 매일 이 연습을 합니다...

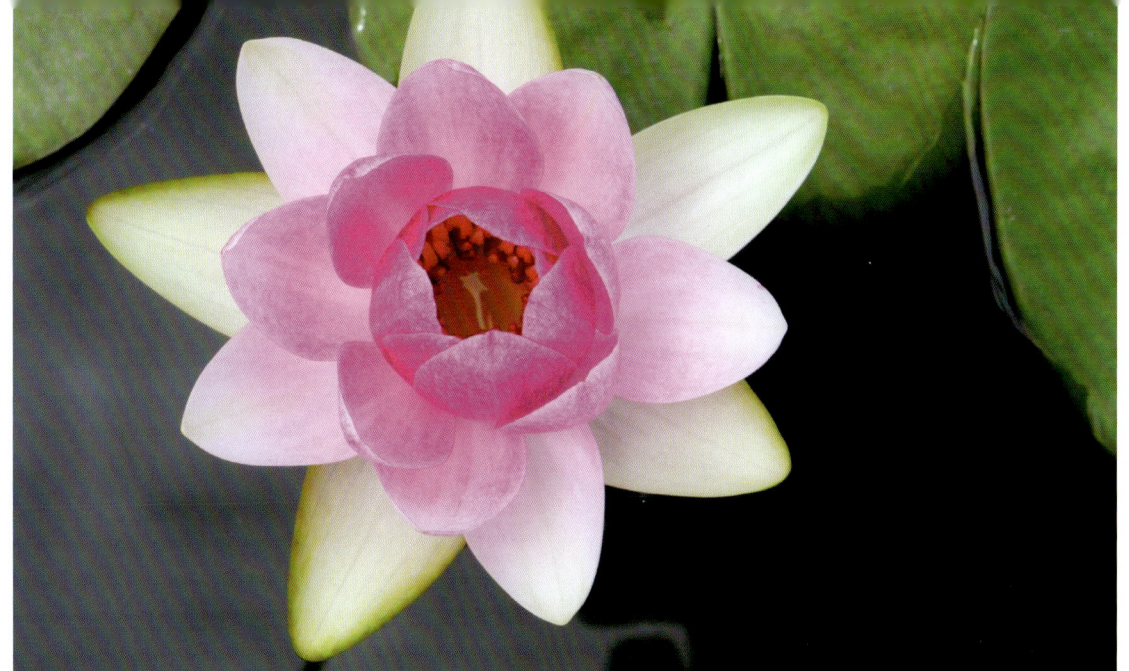

매일 질문

1. 당신의 삶에서 직관의 속삭임을 듣기 위해 얼마나 많이 침묵 하나요? 침묵 속에서 시간을 보내세요. 아름다운 무언가에 집중할 때도 여전히 침묵하세요.

2. 가장 최근에 직관에 따라 행동한 적이 언제인가요? 합리화를 하지 말고 강력하게 떠오르는 생각들을 따라 보세요. 메시지를 내포하고 있을지도 모르는 우연의 일치와 경험들에 주목하세요.

3. 당신은 진정으로 무엇을 주변에서 보고 있나요? 형태와 색상 등의 세부 내용에 주목하면서 실재하는 것을 인지해 보는 연습을 하세요.

4. 당신은 대답을 찾기 위해서 외부를 보나요? 왜 특정한 사람이 당신의 삶 속에 들어왔는지 등의 개인적인 질문들을 나열해 보세요. 이미지, 색상, 단어 또는 문구의 형태로 통찰력을 기록해 보세요.

확언

1. 나는 내 삶에서 침묵과 고요함이 필요함을 깨닫고 있습니다.

2. 모든 의문에 대한 답은 내 안에 있습니다.

3. 나는 나의 내면의 자아가 나를 인도하고 보호할 것이라 믿습니다.

4. 나는 증명할 것이 없습니다. 나는 스스로 드러나는 큰 흐름의 일부 입니다.

5. 나는 지혜로 가득 차 있습니다.

6. 나의 상상력이 나를 위한 행복과 안전한 세상을 창조해 낼 것이라 믿습니다.

7. 상상력은 나의 삶이고 내 창의력은 나의 피 입니다.

8. 나와 타인을 있는 그대로의 모습으로 받아들이는 것을 선택합니다.

9. 실수를 통해서 배우고, 성장하며 발전합니다.

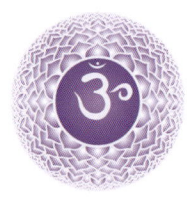

SAHASRARA
일곱 번째 왕관 차크라

우리는 이제 왕관 (일곱 번째) 차크라에 도달했습니다. 여기가 최종 목적지나 결론이 아니라 재탄생이며, 우리는 계속해서 더 넓은 세계로 나아가기 위한 준비가 된 것입니다. 이 개념은 차크라의 산스크리트 이름인 사하스라라로 표현되며, 그 의미는 '천 배'입니다. 무한함을 상징하는 천 개의 하얀 꽃잎을 가진 후광을 상징하며, 각각의 꽃잎은 가장 높은 의식 상태로 우리를 동기화 시켜줍니다. 다른 차크라를 향상하는 것은 깨우침, 자아 실현, 성취, 및 신성한 자아로 향해 나아가기 위함입니다.

왕관 차크라는 목 차크라와 제 3의 눈 차크라에 소개했던 의사 소통, 그리고 모든 사물과 지식과의 상호 연결성에 대한 작업을 더욱 확장시킵니다. 왕관 차크라를 깨우게 되면, 시공간의 무한한 가능성이 열리게 되며, 시간과 신성의 지혜, 모든 것들에 대한 앎을 얻을 수 있습니다. 사하스라라는 근원적인 우주의 에너지이며 모든 것들이 생기기 이전에 존재 했던 무한하고 한계가 없는 생각들입니다. 이러한 수준은 환희적인 경험과 절대적인 앎의 힘 앞에 모든 지식들을 내려놓게 되는 단계 입니다. 여신 쿤달리니가 각 차크라를 차례로 깨워, 모든 것을 주관하는 왕관 차크라로 도달할 때 현인들은 지복의 상태, 기쁨과 황홀경이라고 설명하였습니다.

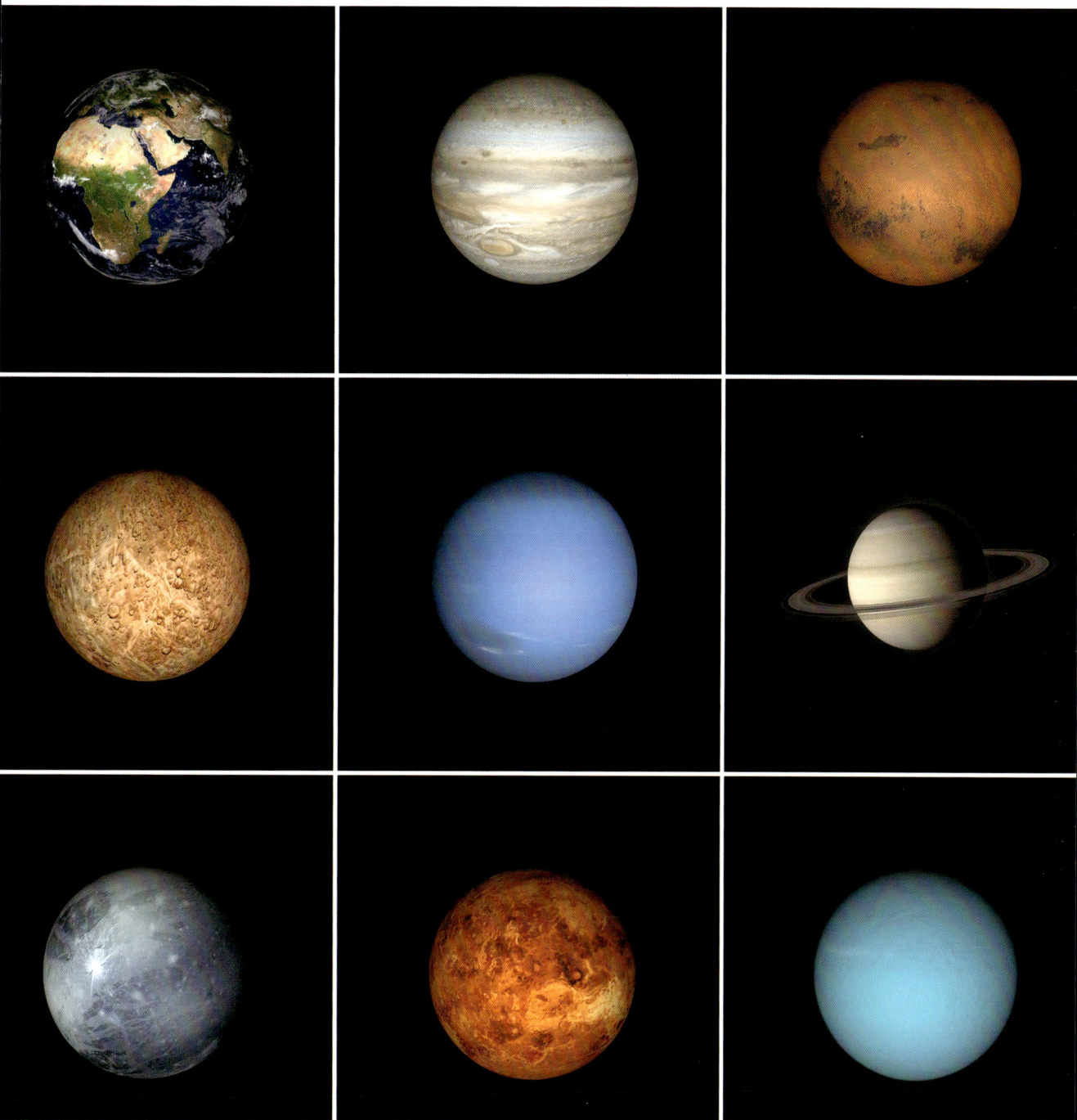

THE CROWN CHAKRA: SAHASRARA

Crown

왕관 차크라의 관련성

일곱 번째 차크라인 왕관 차크라가 무엇인지를 알려 드리는 차트로써 차크라와 연결된 상징과 연상되는 모든 것들을 소개하고 있습니다. 한눈에 알아보기 쉽게 정리된 자료들은 당신의 제단을 꾸미기 위해 물건을 배치 할 때나(124쪽), 크리스탈 작업(128쪽)을 위해 수정을 선택할 때 어떤 것을 어떻게 사용해야 할지에 대한 영감을 줄 것입니다. 또한, 명상과 심상화를 할 때 필요한 다양한 이미지를 상상하는 데 도움을 줄 것입니다. 필요한 주제에 알맞은 상징과 테마를 연결하여 사용해보세요. 왕관 차크라를 알아차리며 사고와 행동의 역기능적 패턴에 대해 느끼게 될 것입니다. 왕관 차크라를 통한 영적인 여정은 당신을 새로운 지평으로 인도, 우리의 인식을 더욱 더 확장하여 즐겁고 건강한 삶을 살 수 있도록 안내할 것입니다.

차크라의 특징

아래의 과도한 (너무 열려있는 상태), 결함 있는 (막힌 상태), 그리고 균형 잡힌 차크라 에너지 중 어떤 것에 해당하는지 확인해보세요 – 그런 후 이장에서 소개하는 도구와 기법을 사용하여 필요한 행동을 취하도록 해보세요. (선택해야 합니다).

너무 열린 상태 (차크라의 회전이 너무 빠를 때)
– 정신병적 또는 조울증, 혼란스러운 성적 표현, 좌절, 실현되지 않은 힘의 감각

막힌 상태 (차크라의 회전이 느리거나, 완전히 움직이지 않을 때) – 만성피로, 결정을 내릴 수 없음, 소속감 없음

균형 잡힌 상태(차크라가 균형을 유지하며, 회전이 적절한 진동 스피드를 가질 때) – 매력적인 성격, 삶의 기적을 성취함, 초월적, 자아와 평화를 이룸

왕관 차크라

산스크리트어: 사하스라라
의미: 천배
위치: 머리 꼭대기
상징: 1000개의 꽃잎이 있는 연꽃
연상되는 색상: 보라색, 황금색, 흰색
원소: 생각, 우주의 에너지
지배하는 행성: 천왕성

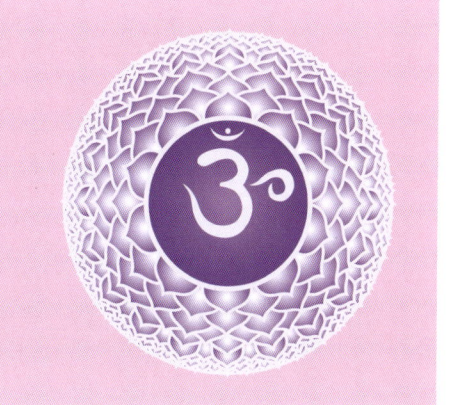

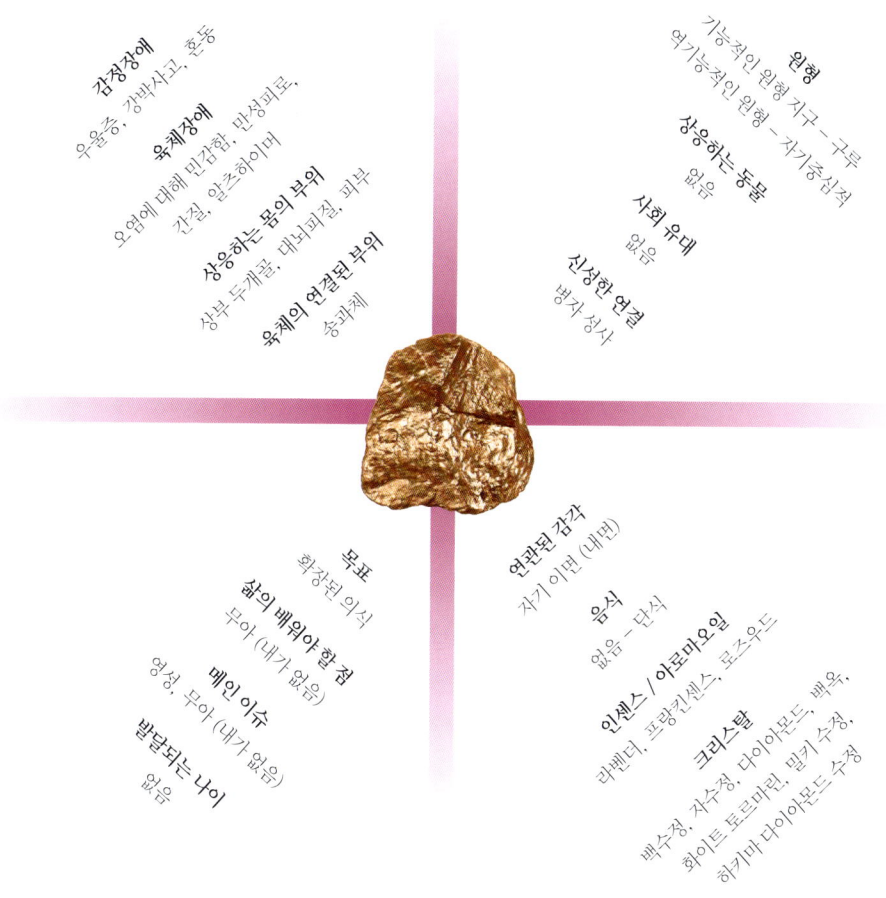

감정장애
우울증, 강박사고, 혼돈

육체장애
오염에 대해 민감함, 만성피로,
간질, 알츠하이머

상응하는 몸의 부위
상부 두개골, 대뇌피질, 피부

육체의 연결된 부위
송과체

목표
확장된 의식

삶의 배워야 할 점
무아 (내가 없음)

메인 이슈
영성, 무아 (내가 없음)

발달되는 나이
없음

원형
기능적인 원형: 지구 - 구루
역기능적인 원형 - 자기중심적

상응하는 동물
없음

사회 유대
없음

신성한 연결
명자 성자

연관된 감각
자기 이면 (내면)

음식
없음 - 단식

인센스 / 아로마오일
라벤더, 프랑킨센스, 로즈우드

크리스탈
백수정, 자수정, 다이아몬드, 배옥,
화이트 토르마린, 밀키 수정,
허키마 다이아몬드 수정

Archetypes
왕관 차크라의 원형

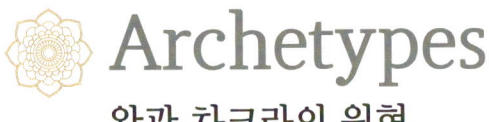

성공과 영성은 상호 배타적이지 않습니다. 그러나, 전자가 후자를 희생하여 추구될 때, 그 결과로 인한 불균형 상태는 왕관(일곱 번째) 차크라의 긍정적인 원형(구루)과 부정적인 원형(자기 중심적인 사람)으로 드러나게 됩니다.

자기중심적인 사람들의 일반적인 표현은 '나는 스스로 내 운을 만든다' 입니다. 그들은 물질세계에 전적으로 집중하며 지배할 수 있다는 환상 때문에 신성함을 인지하지 못합니다. 이러한 지배에 중독된 자들은 삶에서 얻어지는 모든 혜택이 전적으로 자신들에게 있다고 생각하며 주로 물질적인 성공을 추구합니다. 자기 중심주의자들은 자신이 누구인지가 아니라 무슨 일을 하는지로 자신을 구별하기 때문입니다. 문제는 그들이 자신의 목적지에 집중하느라 너무 바빠 여정의 즐거움을 외면한다는 점이며, 일 중독이 되기 쉬워 늘 외롭고 충족되지 않는다는 점입니다. 자아 중심적 세계관은 논리적으로 설명할 수 없는 것에 소비할 시간이 없다는 기계론적인 관념을 가지고 있습니다. 그래서 그들은 불가사의하고 설명할 수 없는 모든 것의 혜택을 받지 못하며, 때로 성공에 사로잡혀 (특히 직장에서의 지위) 은퇴 또는 정리 해고를 통해 세상에서 떨어져 나올 경우 (또는 그들의 냉혹한 '좋은 삶'의 생활 방식 때문에 건강이 위협받을 경우), 자기 중심주의자들은 영적인 파산 상태에 직면하게 됩니다. 구루라는 칭호는 더 이상 산 꼭대기에 앉아 삶을 명상하는 신비주의자들에게만 줄 수는 없습니다. 물질적인 성공을 추구하는 자기 중심주의자들도 이러한 삶을 성취할 수 있기 때문입니다. 구루는 그들의 세상에서 일어나는 일들에 대해 더 넓은 시야를 지니고 있습니다. 그들은 구체적이고 이룰 수 있는 목표에 집중하지만, 이론이나 인간의 정신으로 가늠할 수 없는 무한한 가능성이 있다는 것을 알고 있습니다. 그리고 그러한 목표를 현실화할 수 있다고 믿기 때문에 삶에서 발생하는 예상치 못한 뜻밖의 발견과 우연의 일치들을 열린 마음으로 받아들입니다. 거만한 자기 중심주의자들과는 달리, 구루는 자신이 얼마나 적은 지식을 가졌는지를 받아 들이며 자신의 더 높은 자아와 연결함으로써, 언제나 올바른 해답이나 길을 찾을 수 있다고 믿습니다. 이러한 사람들은 자신이 진실로 어떠한 사람인지를 (어떤 일을 하는 사람인지가 아니라) 완전히 받아 들이고 그 내면에서 나오는 에너지가 평온합니다. 이들은 영적인 존재가 되고자 하는 인간이 아니라, 인류의 몸을 잠시 빌려 입고 이를 통해 중요한 감정의 교훈을 얻는 영적인 존재입니다.

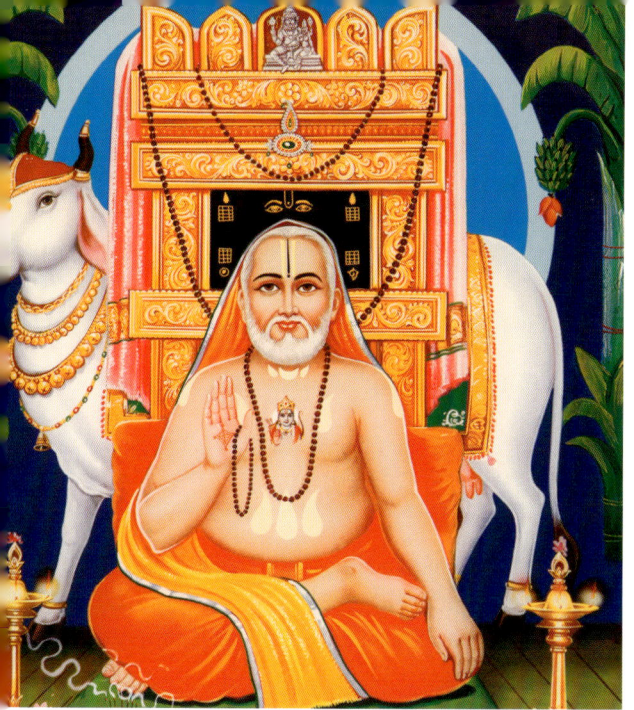

자기 중심적

자신의 삶에 대한 결정권과 엄격한 통제를 통해서 자기 중심주의자들은 물질주의에 가치를 두며, 결국에 물질주의가 무의미해지면, 삶에서 더 많은 것을 얻기 위한 내면의 자원이 부족함을 깨닫게 됩니다.

130쪽의 명상, 매일 질문과 확언을 통해서 당신은 구루와의 연결을 이룰 수 있으며, 자기중심적인 요구를 내려놓을 수 있게 될 것입니다.

자기 중심주의자들의 위기

중년은 자기 안에 깊은 갈망이 물질적인 성공으로 성취되지 못할 때 위기감을 느낍니다. 그리고 자기 중심주의자들의 공통된 울부짖음은 '이게 그것인가?' '이것이 내 삶의 전부란 말인가?' 입니다. 트라우마 경험으로 그들은 몸부림칩니다. '왜 인간의 의지력은 더 이상 기능하지 않지?'라고 절망하는 순간이 되어야만 자기 중심주의자들은 구루가 이미 오래전에 받아들였던 '결과로부터 분리되라'라는 진리의 교훈을 배울 수 있게 됩니다.

구루

이 원형은 여러 측면에서, 이 지구상에서 성공적으로 살아갈 수 있는 열쇠를 쥐고 있습니다. 개인의 한계를 받아들이고, 모든 일이 가능하다는 것을 인식하면 되는 것입니다.

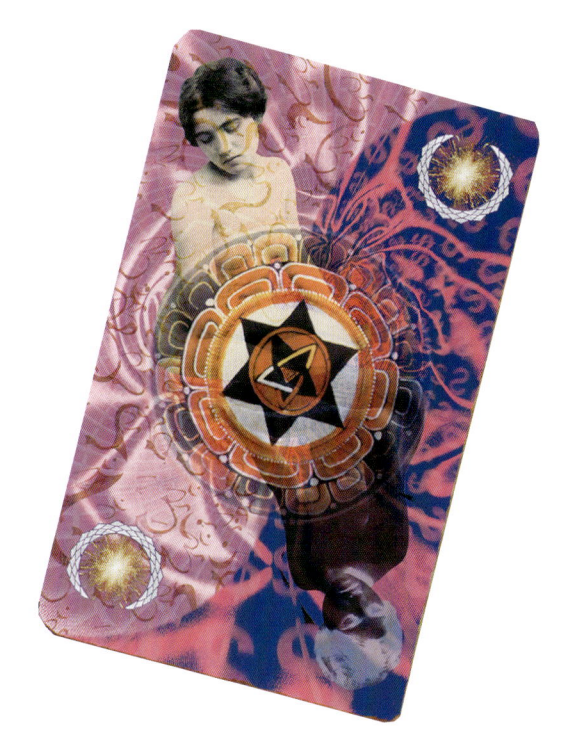

제단: 왕관 차크라

수년 동안 성공적으로 자신의 자문 회사를 운영한 후, 제니는 한때 그녀가 갈망했던 물질적인 소유는 더 이상 자신을 만족하게 하지 못한다는 것을 깨달았습니다. 그녀는 자신의 삶을 단순화하기로 선언하고, 도시의 집을 팔고, 자연적인 아름다움과 영적인 연결로 유명한, 자신이 가장 좋아하는 시골 지역에서 프리랜서로 일하겠다고 선언하여 친구들을 놀라게 했습니다. 제니는 현실적이고 세속적인 존재를 유지하면서도 영적인 사람이 될 수 있음을 증명해 보이겠다고 결심했습니다. 그녀는 아름다운 물건을 소유하는 것은 멋진 일이지만, 소유는 단지 '물건'일 뿐이며, 자아의 전체적인 합이 아님을 알게 되었습니다. 새로운 집에서 제니가 가장 먼저 한 일은 이전에 보유한 물질적인 가치를 포기함을 의미하는 제단을 만드는 일이었습니다. 그녀의 제단은 아름답지만 간소했습니다.

- 흰색과 보라색의 생화가 꽂혀 있는 유리 화병
- 가장 친한 친구가 선물해 준 섬세한 패턴의 흰색 천 (제단을 꾸며줄)
- 황금색의 작은 힌두 신 시바의 모형
- 투명한 유리 촛대
- 한 개의 흰 양초
- 백수정
- 백수정 피라미드
- 사고의 원소로서, 로댕의 '생각하는 사람' 그림

이 제단은 왕관 차크라에 적용하기 위한 제니의 시도입니다. 이 제단은 영감을 주기 위한 사례로 당신의 공간은 개인적으로 중요한 물건으로 고르세요.

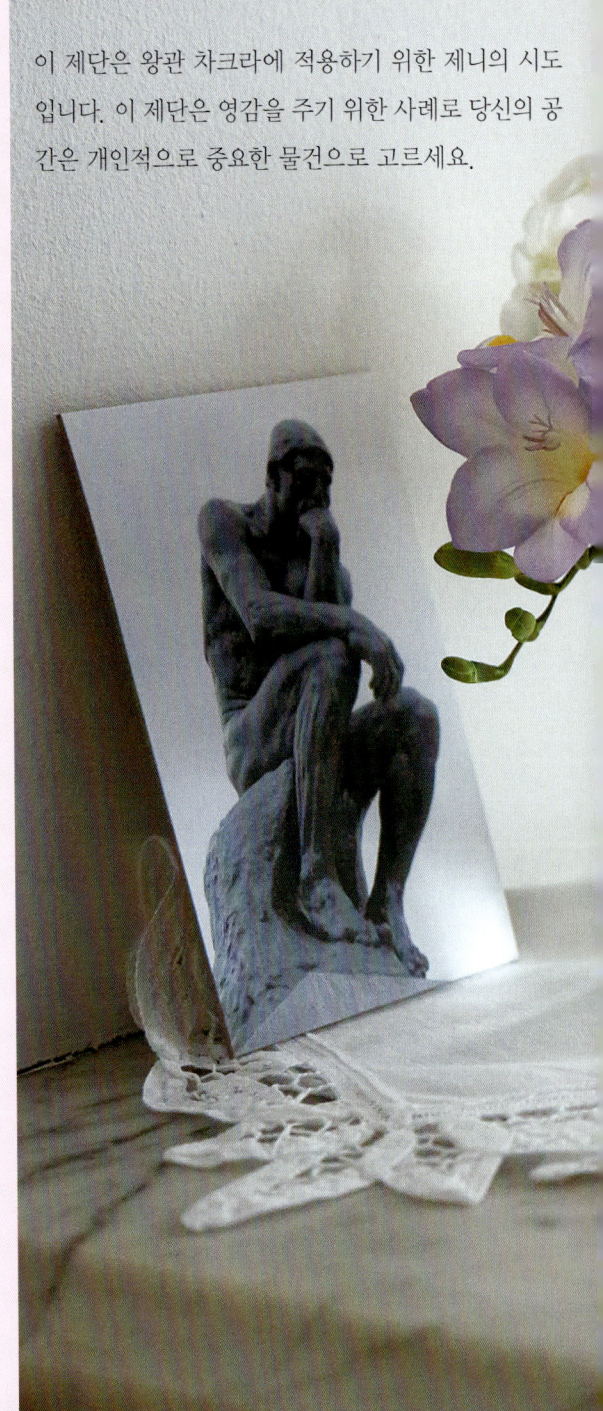

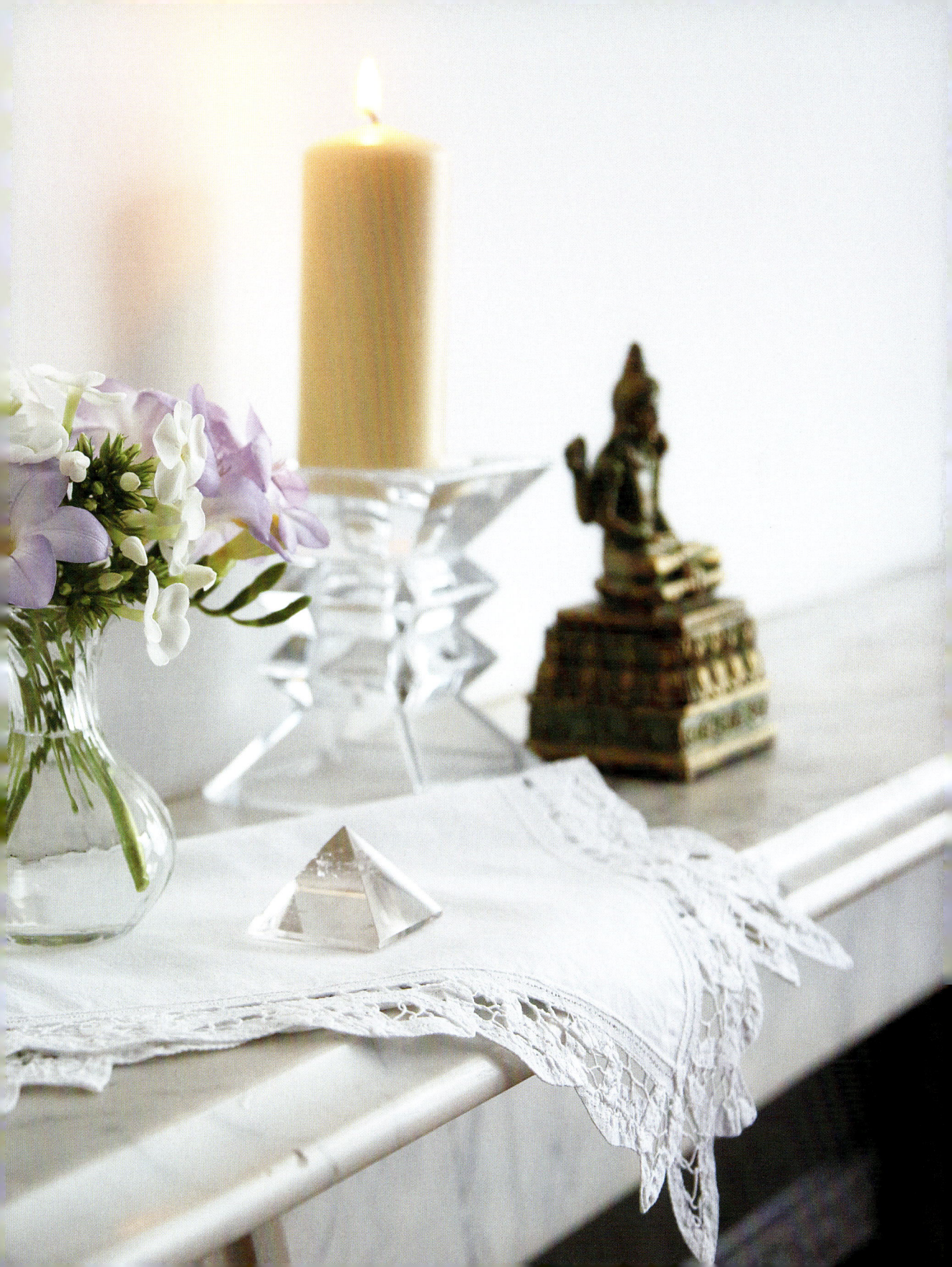

Exercise
왕관 차크라 운동

심장 질환, 고혈압이나 눈에 문제가 없다면, 약간의 인내와 연습을 통해서 물구나무 서기를 할 수 있습니다. 몸을 거꾸로 뒤집으면 중력의 부정적인 영향에 대응할 수 있습니다. 이 운동의 장점으로는 혈액 순환의 개선, 척추 문제의 예방 및 완화, 기억력 및 집중력 증진 그리고 시공간의 다양한 경험 등이 있습니다. 바닥에서 발을 떼기 전에 손과 팔꿈치가 올바른 위치에 있는지 먼저 확인합니다. 물구나무를 선 상태에서는 호흡이 더 깊어지기 때문에 처음에는 숨쉬기가 힘들 수 있습니다.

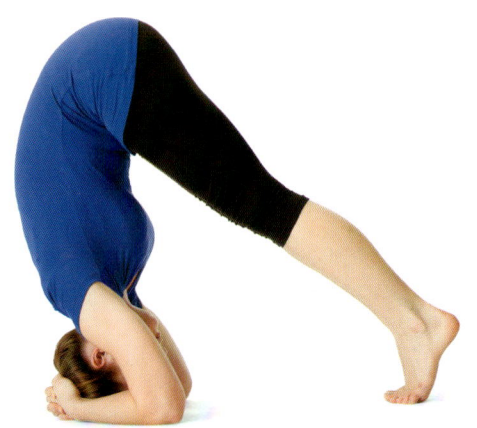 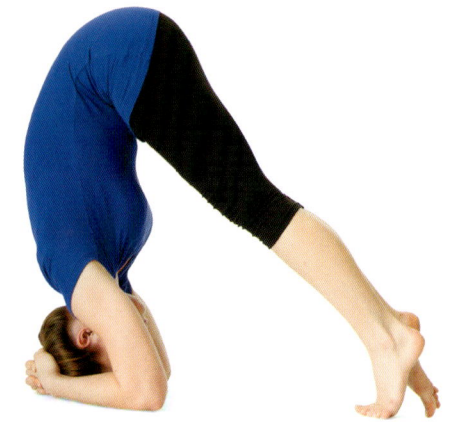

1. 부드러운 매트에 무릎을 꿇고 팔뚝을 각각 겹쳐서, 양 손의 반대 팔꿈치를 잡습니다. 팔꿈치를 이 위치로 유지하면서, 손을 풀어서 당신 앞에 놓고 손가락은 깍지를 낍니다. 머리를 낮추어 바닥에 두고, 깍지를 낀 손으로 머리 뒤를 잡습니다. 전 과정을 하는 동안 팔꿈치는 자세를 유지합니다. 무릎을 쭉 펴고 엉덩이를 끌어 올려 몸이 바닥에서 삼각형을 이루도록 합니다.

2. 무릎을 쭉 편 상태를 유지하고 목은 척추와 일직선을 이루도록 한 후, 머리를 향해 가능한 한 멀리 천천히 걷습니다.

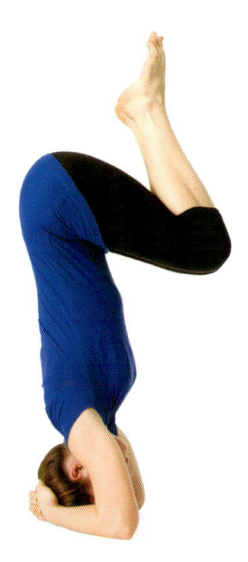 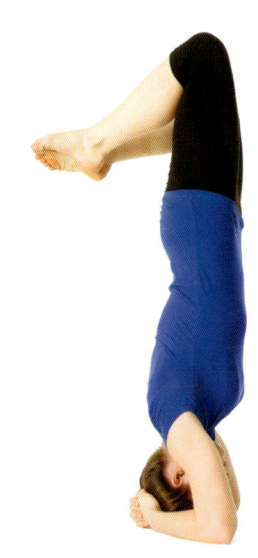 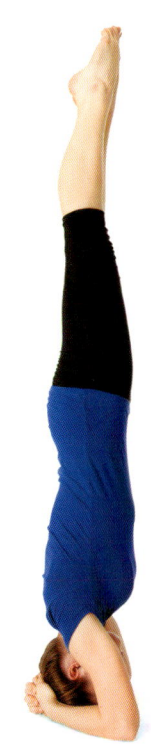

3. 가슴을 향해 무릎을 구부리고 바닥에서 발을 뗍니다. 잠시 멈춰서 엉덩이가 약간 뒤 쪽으로 기울어졌는지 확인합니다.

4. 계속 무릎을 구부린 채로, 배 근육을 사용하여 다리를 공중으로 끌어 올립니다.

5. 안전하다고 느끼면, 천천히 다리를 천정을 향해 뻗고, 몸의 무게를 팔뚝에 지탱합니다. 점차적으로 물구나무 상태를 유지하는 시간을 늘립니다. 물구나무 서기를 완료하면, 이 과정을 거꾸로 반복해 내려옵니다.

6. 물구나무 서기를 한 후 몸이 정상화되도록 시간을 줍니다. 무릎을 꿇고 엉덩이를 발로 지탱한 후 발가락은 바깥 쪽을 향하게 합니다. 바닥에 이마를 대고 팔을 뒤로 한 채 긴장을 풀어 위를 향한 손바닥이 발과 함께 휴식을 취하도록 합니다. 최소한 코로 여섯 번 호흡하는 동안 이 자세를 유지합니다.

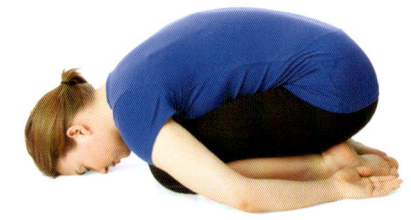

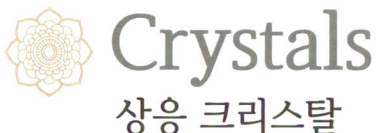
Crystals
상응 크리스탈

왕관 차크라가 적절히 기능할 때 이룰 수 있는 명료한 인지와 자기 이해는 왕관 차크라에 사용되는 수많은 투명 크리스탈에 상응합니다. 특히 투명하고 색이 없는 백수정이 유용합니다. 모든 무지개색(레인보우 프리즘)이 들어간 백수정은 똑같은 비율의 흰색 빛을 만들어냅니다. (크리스탈 힐링에 대한 정보는 또한 26쪽을 참조합니다).

백수정 (Clear Quartz)

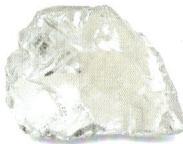

명상 또는 힐링을 위한 모든 목적을 위하여 사용할 수 있으며 에너지를 증폭, 집중, 변형하여 모든 차크라에 균형과 조화를 가져다 줍니다. 이 크리스탈은 의식의 상태를 증진하는 데 도움을 주어 영적인 힘의 실현을 일으킨다고 알려져 있습니다.

하키마 다이아몬드 (Herkimer Diamond)

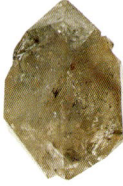

짧은 양쪽이 뾰족한 석영의 고유한 형태로 발견되는 매우 독특한 모양의 수정입니다. 신체 전체적으로 에너지의 균형을 일으키며, 자기 수용과 더불어 '하고자' 하는 것보다는 '되고자' 하는 바람을 이끌어내어 줍니다. 주머니에 넣어 두면 우울증에 매우 좋습니다.

자수정 (Amethyst)

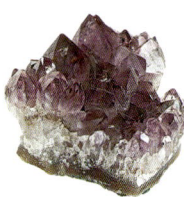

이 크리스탈은 왕관 차크라를 활성화하며, 신체의 물리적, 정서적 및 정신적 에너지의 균형을 이루며, 영적인 감각과 만족감을 용이하게 하는 데 도움이 된다고 알려져 있습니다. 뛰어난 명상용 스톤으로서, 정신이 더 높은 자아에 굴복하는 데 도움을 줍니다. 그 메시지는 '풀어 주고 신뢰하라' 입니다.

다이아몬드 (Diamond)

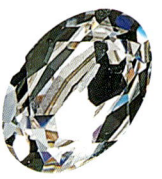

이탈리아어로 다이아몬드는 '아망떼 드 디오 (amante de Dio)'라고 하는데 그 의미는 '신의 연인'입니다. 선견지명과 영성을 자극하는 것으로 알려져 있으며 완벽함의 상징으로서 우리가 가장 높은 영적 단계를 향해 나아갈 수 있도록 합니다. 다이아몬드의 광택은 부정적 성향을 저지하는 것으로 여겨집니다.

제니 (124쪽 참고)

그녀의 상위 자아와의 연결을 돕는 변성의식 상태로 들어가는 것을 돕기 위하여 몸 전체에 배치하도록 하였습니다. 전체 시스템의 균형을 맞추기 위하여 각각의 차크라 위에 크리스탈을 올려놓았습니다.

· 연수정 – 뿌리차크라 위 (44쪽)
· 골든 토파즈 – 천골차크라 위 (58쪽)
· 말라카이트 – 태양신경총 차크라 위 (72쪽)
· 장미수정 – 가슴차크라 위 (86쪽)
· 아쿠아마린 & 셀레스타이트 – 목 차크라 위 (100쪽)
· 자수정 – 제 3의 눈 차크라 위 (114쪽)
· 한쪽이 뾰족한 백수정 – 왕관 차크라의 위쪽 방향을 향해

추가적으로 제니는 한쪽이 뾰족한 백수정 크리스탈을 양 손에 쥐었고 순환 하는 치유의 에너지가 몸에서 빠져나가는 부분인 그녀의 발 아래쪽에도 배치해 두었습니다. 하키마 다이아몬드는 각각의 차크라 사이에 좀더 원활한 에너지의 흐름을 만들어 주기 위하여 올려놓았습니다.

크리스탈 힐링을 열린 마음으로 바라보고, 충분한 시간을 갖은 후 크리스탈을 골라보세요. 개인의 소망에 따라 크리스탈을 배치하도록 합니다.

· 따뜻하고, 편안한 장소를 선택합니다.
· 자신을 방해하는 것이 있는지 확인합니다.
· 조용한 음악이나 자연의 소리를 틀어 놓습니다.
· 인센스나 향초를 태웁니다.
· 편안한 옷을 입습니다.
· 먼저 화장실을 다녀옵니다.
· 충분한 수분섭취를 위해 물을 마십니다.
· 크리스탈을 최적의 상태로 정화하고 튜닝해 둡니다. (27쪽)

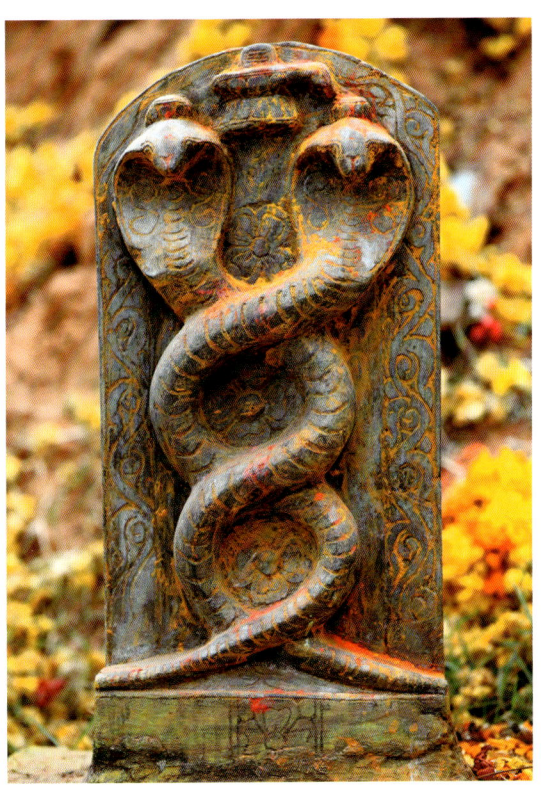

Meditation
왕관 차크라 명상

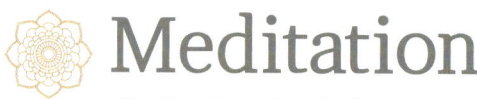

시작하기전에
느긋하고 편안한 시간을 선택합니다.

- 당신의 제단 앞에 앉거나 눕습니다. (110쪽)
  색상, 상징과 연상을 통해 영감을 받도록 합니다.
- 오일, 향초나 향료로 분위기를 만듭니다.
- 원할 경우, 명상문구를 녹음하여 테이프로 만들어 틀어 놓습니다. 점(...)은 일시 정지를 의미합니다.

1. 따뜻하고, 조용하고 안전한 장소에 앉거나 누운 후, 천 개의 하얀 꽃잎이 당신의 머리 모자처럼 감싸고 있다고 상상합니다.

2. 꽃잎이 모이는 중심을 통해서, 황금색/ 하얀색/ 보라색 (선택)의 빛이 쏟아져 나옵니다 ... 이것은 신성한 근원과 당신의 연결입니다 ... 당신은 과거, 현재와 미래의 모든 것과 연결되어 있습니다...

3. 이 빛이 당신의 몸 전체를 통해 쏟아져 나오게 하여, 당신의 몸의 모든 세포와 당신 에게 존재하는 조직들을 양육합니다...그리고 순수의식과 함께 합니다.

4. 순수 의식은 정상적인 사고와 일상적인 감각을 초월하는 의식입니다 ... 시공간을 초월해서 당신을 더 깊은 상태로 데려 가는 의식 입니다 ...

5. 이것은 앎의 이해와 지식의 한계가 없는 영역과 당신을 연결시켜 줍니다...

6. 이 능력은 당신 삶의 모든 것은 최상의 것들로 정확하게 펼쳐져 있다고 신뢰하게 합니다... 빛으로 연결된 힘을 느껴보며, 그 신성한 빛으로 당신의 신체 내부와 외부를 모두 씻어 냅니다...

7. 당신은 깨달음을 얻게 됩니다... 과거의 세속적인 현실에 당신을 묶어 놓았던 정신적인 속박으로부터 풀어주는 과정입니다...

8. 이제 당신은 정신이 세속의 족쇄를 풀고 솟아 오를 수 있도록 하며, 제한적이었던 정신의 한계로부터 풀어 놓도록 합니다...

9. 그렇게 함으로써 당신은 더 높은 자아와 만나게 됩니다 ... 새로운 경험을 하게 됩니다... 새로운 시작을 하게 됩니다 ... 새롭게 깨어납니다 ...

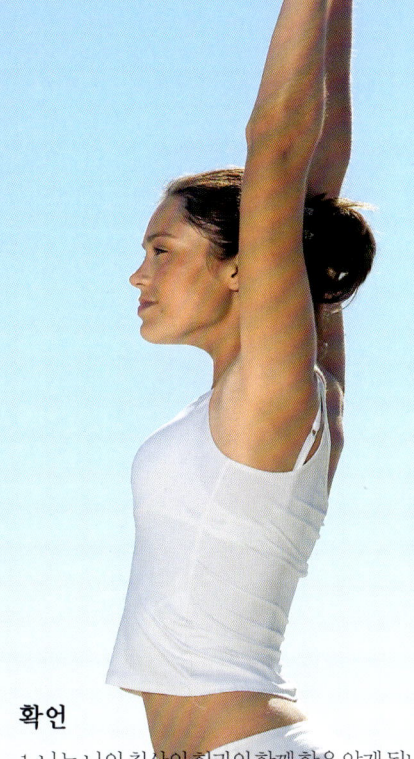

매일 질문

1. 비슷한 생각과 행동 패턴을 되풀이 하나요? 당신의 왕관 차크라를 탐험할 수 있다면 그 미지의 세계로 들어가 보세요.

2. 당신의 자기 소개는 직업 또는 경제적 상태로 시작해서 끝이 나나요? 본질적인 자신을 설명하는 단어를 나열해 보세요. 매일 목록에 단어를 추가해보세요.

3. 매일 명상을 위한 시간을 마련할 수 있나요? 이것이 깨달음을 얻는 비결입니다.

4. 당신 또한 신비한 의식 상태를 이룰 수 있다고 믿나요? 더 깨우친 생활 방식으로 삶을 변화시킨 평범한 사람들의 이야기를 읽어 보세요.

5. 당신의 운명을 컨트롤하고 있나요? 무언가 놀라운 일이 일어났던 때를 떠올려 보세요. 그 사건을 컨트롤 했나요? 당신의 삶에 마법을 더해주는 우연의 일치에 마음을 열어 보세요.

6. 순전히 의지력을 통해서 컨트롤하려 애쓰는 삶의 문제가 있나요? 당신이 바라는 결과를 놓아주는 연습을 하세요. 깊게 숨을 들이 마시고 자신에게 말하는 겁니다, '나는 그 결과가 나의 최선의 상황이라는 것을 믿어, 그게 무엇이든 간에.' 그런 후 풀어주는 겁니다.

확언

1. 나는 나의 최상의 힘과의 함께 함을 알게 됩니다.

2. 나는 있는 그대로의 나 자신을 사랑과 감사로 받아 들이기 시작하고 있습니다.

3. 나는 머리로써 내 자신에 제한하는 것을 멈추며, 내 안의 창조성과 나의 영혼을 모든 지식의 근원과 연결합니다.

4. 나는 특별하고, 빛나는, 사랑스러운 존재입니다.

5. 나는 사랑과 만족의 지점에서 내 삶을 살기로 선택합니다.

6. 나는 내 삶을 변화시키고 자유로워 지기로 선택합니다.

7. 나는 모든 제한적인 사고를 놓아버리고, 나 자신을 훨씬 더 높은 의식 수준으로 끌어 올립니다.

8. 나는 있는 그대로의 나이며 그렇게 존재할 수 있어 매우 기쁩니다.

Integrated Approches
통합적인 접근법

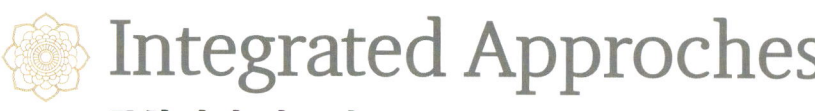

차크라 균형은 보통 다른 대체요법들과 같이 통합적으로 사용됩니다. 자신의 몸, 감정 및 영적인 측면을 치유 하기 위해 전인적인 관점으로 차크라를 이해하는 것이 필요하기 때문입니다. 갈수록 더 광범위해진 학문 분야의 전문가들은 기 에너지가 차크라를 통해서 어떻게 전달되는지, 그리고 웰빙에 얼마나 많은 영향을 주는지를 연구해 왔습니다. 이는 광범위한 훈련과 다양한 경험을 갖고 있는 좋은 치료사와, 자신의 균형 잡힌 차크라 에너지를 통해서 타인과의 힐링 작업에서 추가적인 차원을 제공하는 진정한 치유사와의 차이를 보여 주는 것일 수 있습니다. 차크라에 대한 지식만으로 모든 영역을 커버하는 것은 불가능 하기 때문에 오늘날 대중적으로 사용되고 있는 네 가지의 학문 분야를 소개합니다.

아로마테라피 (Aromatherapy)

아로마테라피는 예술이자 과학 입니다. 아로마테라피에서는 식물과 꽃의 에센셜 오일을 사용하여 정서적 안녕과 영적 웰빙을 치유하고, 아름답게 하며, 증진합니다. 화학 수준에서, 에센셜 오일은 다양한 물리 성분으로 구성되어, 피부에 바르면, 혈액 흐름 속으로 들어가 몸 전체에 전달됩니다. 그러나, 이러한 에센스가 진동 치유를 도와줄 수 있다고 말하는 또 다른 관점이 있습니다. 에센스는 보편적인 삶의 힘 에너지, 또는 식물의 '영혼'을 함유하고 있기 때문이며, 차크라를 자극하고, 진정 시키거나 균형을 이루게 하는 우리 자신의 기 에너지와 상호작용하기 때문입니다. 아로마테라피스트는 때때로 통합적으로 차크라 시스템을 이해하여 균형을 맞추기 위하여 칼라와 꽃 사이의 연결을 찾고 있습니다. 예를 들어, 뿌리 (첫 번째) 차크라에 대한 에센셜 오일은 기초와 중심과 관련이 있는데, 몰약, 베티버와 시더우드 등의 갈색 또는 적색의 베이스 노트를 포함합니다. 전문가들 조차도 어떤 차크라에 어떤 오일이 가장 적합한지에 대해 의견은 모두 분분합니다. 오일은 개인이 활력을 필요로 하는지, 진정이나 균형을 필요로 하는지에 따라 다른 영향을 줄 수 있기 때문입니다. 직관적인 작업과 개인적 선호도에 따라 오일을 선택하는 것이 신체와 정신의 조화를 가장 잘 회복할 수 있습니다. 그러므로, 뛰어난 아로마테라피스트는 언제나 내담자에게 자신이 먼저 선택한 오일의 향을 맡아 보라고 요청한 후 그 향을 사용해도 좋은지 물어 볼 것입니다.

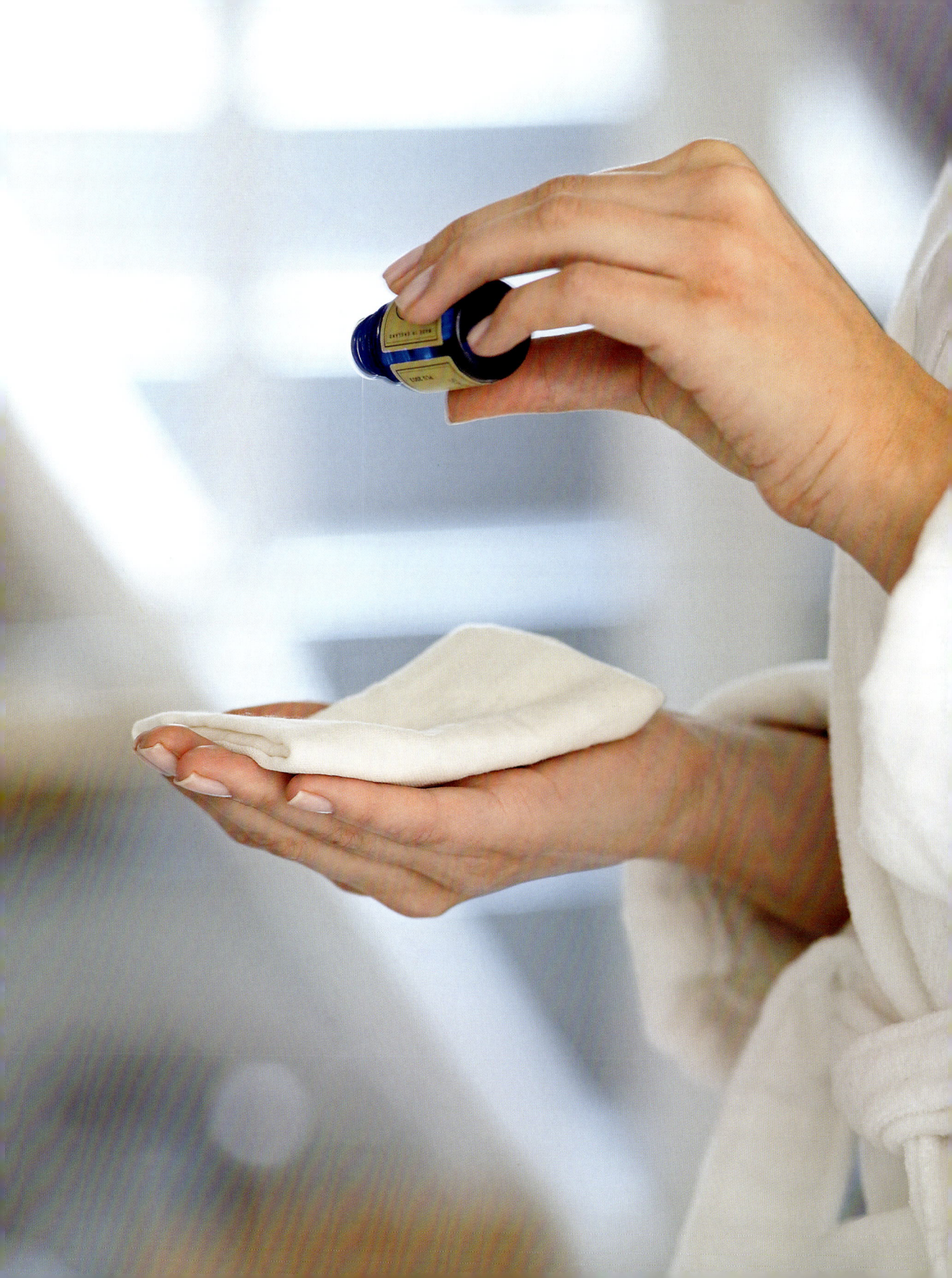

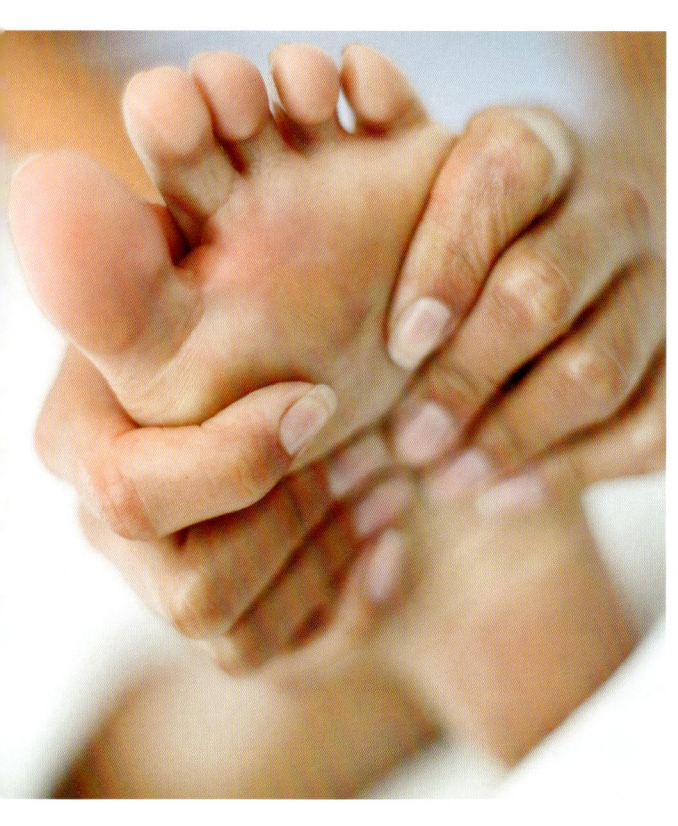

레이키 (Reiki)

레이키(Reiki)는 '에너지 의학'의 또 다른 중요한 형태이며, 레이키 힐러들은 특별한 의식상태에서 레이키 에너지를 (레이키 마스터로부터 전수받은) 오직 자신들을 통로로써 사용함으로써 우주의 생명에너지를 전달합니다. 그들은 차크라를 포함한 구체적인 부위에 손을 두고 그들의 손을 통해서 에너지를 전달합니다. 에너지의 균형은 레이키를 받는 사람의 필요에 따라서 몸, 감정, 영적인 수준에 작용할 수 있습니다. 레이키 프랙티셔너들의 손에서 힐링 에너지가 전달되고 있다는 물리적인 증거는 온기, 또는 열 입니다. 많은 사람들이 레이키가 깊은 긴장 완화를 시켜준다고만 이해하고 있습니다. 어떤 사람들은 주기적으로 레이키 에너지를 받아 몸이 재 조율되었다고 이야기 합니다. 레이키는 또한 고통을 완화하는 데 도움이 된다고 알려져 있으며, 레이키가 만성 질병을 '치유할' 수 있다는 주장은 없지만, 많은 환자들이 균형 잡인 에너지의 신체적 및 심리적 경감을 통해서 삶의 질이 향상되었음을 알게 되었습니다.

반사 요법 (Reflexology)

발의 일부에 압력을 가하여 관련 부위 또는 장기에 영향을 미치는 고대의 기술로 수천 년 전에 동양의 치유사들이 처음으로 사용했었습니다. 그러나, 이비인후과 의사인 윌리엄 피츠제럴드 박사가 지금의 반사 요법이라고 불리는 부위 치료를 서양에 소개한 것은 1913년의 일이었습니다. 반사 요법사들은 발은 신체의 거울이라고 여기며, 발가락은 머리와 뇌를 나타내고, 발 뒤꿈치 쪽으로 내려갈 수록, 골반 부위에 상응한다고 생각합니다. 반사 요법사들은 신체의 왼쪽과 오른쪽 모두 존재하는 곳에 (예를 들면, 신장) 양 발의 상응하는 부위를 자극합니다. 심장 등과 관련된 일부 장기들에 대해서는, 요법사는 왼쪽 발에만 요법을 실시합니다. 같은 방법으로, 반사 요법사는 발의 전체 부위에 약한 압력을 가하여, 불편함을 확인하고, 신체에서 상응하는 부위의 장애를 확인합니다. 몇몇 전문가들은 특정한 기능 장애 또는 정서적 문제를 돕기 위해서 구체적으로 차크라에 요법을 진행하기도 합니다. 이는 필수적인 에너지 경로, 또는 경락에 집중함으로써 이루어지며, 이는 각 차크라와 연관된 분비선과 장기와 관련이 있습니다. 반사 요법이 일반적으로 신체의 질병을 치료하는 수단으로 여겨지는 반면, 차크라 시스템에 대한 지식을 가진 치료사들은 정신적 및 자기 감정에 대한 전문 지식을 확장할 수 있습니다.

점성술 (Astrology)

기원 전 5세기 메소포타미아의 점성술사이자 사제들은 행성들의 원형에 영혼의 깨달음을 향한 형이상학적인 여정을 연결시켰습니다. 오늘날의 점성술사들은 그들의 과학체계를 개인에 대한 이해와 변화를 위한 또 다른 도구라고 생각하며 행성과 황도 12궁을 사용하고, 각 행성들을 우리가 이번 생에서 배워야 할 것들을 대변하는 화신이라 생각을 합니다. 행성들은 다른 의미의 체계를 가지고 있으며, 상징적인 경험, 특성과 삶 속에서 벌어지는 다양한 경험들은 우리의 다른 영적 의식 레벨에 따라 다르게 펼쳐지게 됩니다. 특정한 시간과 행성의 배열 하에서 태어나는 것은 우리가 이번 생애에서 배우기를 선택한 카르마를 나타내는 개인적인 차트라고 믿습니다. 아래에서 각 행성 및 차크라의 연관성을 간략하게 설명합니다.

뿌리 (첫 번째) 차크라 / 토성

토성은 우리가 더 높은 자아로 나아가지 못하도록 하는 세속적인 응어리를 의미합니다; 탄생 차트에 토성이 배치되어 있다면, 스스로 불필요한 한계들을 두게 됩니다. 때로는 사회, 문화나 가족에 의해 부과되는 제약을 의미하기도 합니다. 토성은 자존심, 공포, 의심을 대표하며, 안전을 추구 하지만 불가피하게 우리를 짓누르고 가두는 것을 제어할 필요가 있습니다.

천골 (두 번째) 차크라 / 명왕성

지하 세계의 신화 속에 나오는 신인 명왕성은 생식기를 다스리며, 성행위에 대한 충동, 감춰지고 비밀스러운 모든 것 등, 본능적이고 원시적인 충동을 표현합니다. 신화나 시 그리고 드라큘라 이야기에서 죽음과 성행위는 전통적으로 연결되어 있습니다.

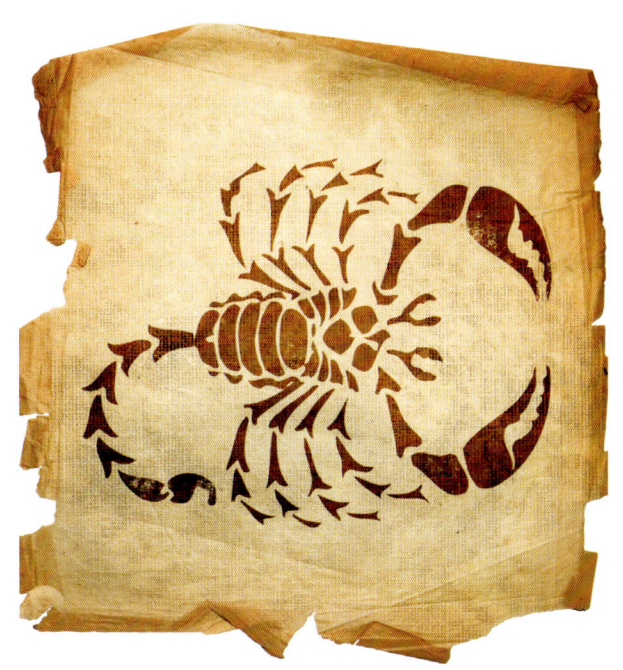

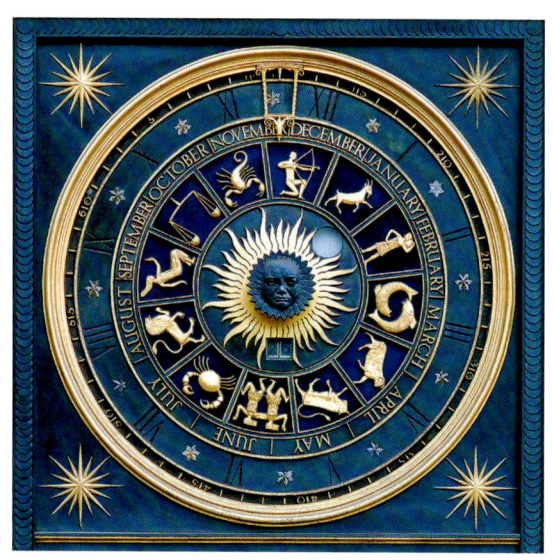

태양 신경총 (세 번째) 차크라 / 태양과 화성

에너지의 주요 원천으로서 이 차크라와 개인적인 힘의 연관성은 태양과 관련될 수 있으며, 여기서 직접적인 상징성과 색으로 연결됩니다. 두 번째로 연결되는 행성인 화성은 상황을 주도하는 행성으로서, 행동을 촉발하고, 태양 신경총의 목표에 부합하는 대담한 정신과 인내, 목적의식을 의미합니다.

심장 (네 번째) 차크라 / 금성

신화적에 나오는 비너스, 그리스의 미의 여신인 아프로디테는 전통적으로 사랑과 연관되어 있습니다. 낮은 차크라와 높은 차크라를 연결시켜 주는 심장 차크라처럼, 금성은 세속적인 소망과 열정, 그리고 신성한, 더욱 덧없는, 사랑의 본질의 이중적인 측면을 의미합니다.

목 (다섯 번째) 차크라 / 수성

수성, 또는 헤르메스는 신화에서 신들의 사자로, 카두케우스(caduceus)라는 전체 차크라 시스템을 상징하는 지팡이를 들고 다닙니다. 수성은 의사 소통의 행성이며, 우리의 생각을 분명히 표현하는 능력과 다른 사람으로부터 들은 이야기를 정확히 해석하는 능력을 의미합니다.

제 3의 눈 (여섯 번째) 차크라 / 해왕성과 목성

해왕성은 우리의 인식으로 향한 문을 열고, 창의성을 통해서 영혼의 황홀함을 경험하도록 해 주는 행성의 원형이라 여겨집니다. 해왕성의 과제는 직관을 통해 알아낸 것을 합리화하지 않고 받아 들이는 것이며, 그래서 더 명백한 물질주의의 것들을 거부하는 것입니다. 목성은, 해왕성을 발견하기 전에, 텔레파시적 사고와 연결된 것으로 알려져 있었습니다.

왕관 (일곱 번째) 차크라 / 천왕성

천왕성은 우리가 영적인 숙달을 할 수 있도록 해 주는 의식을 고양시켜주는 행성입니다. 천왕성은 우리가 물질계를 넘어서는 능력을 제시하며, '더 큰 그림'을 볼 수 있는 능력을 제공합니다. 천왕성의 영성은 삶은 우리가 상상할 수 있는 것 이상을 제시한다는 믿음으로, 결과를 알아야할 필요로부터 우리를 분리시켜 주는 것 중 하나입니다.

에필로그

이 책을 통해서 여러분이 일상 생활 속에서 차크라의 균형을 이룰 수 있는 방법에 대한 아이디어를 얻으셨기를 바랍니다. 이 책에 제시된 광범위한 영감들은 당신이 아주 특별한 사람이며, 당신의 이웃들과는 상당히 다른 어떤 것으로부터 흥미를 느끼고 있다는 것을 알게 해줄 것입니다. 언제나 그러한 개성을 존중하고, 여기에 제시된 내용을 당신의 직관적 요구에 맞추어 수정하세요. 이미 당신만의 제단을 준비했고, 차크라 연습 몇 가지를 시도해 보았거나 특정한 차크라 막힌 것에 대해 심리-정서적 문제를 탐구하는 일기를 쓰기 시작했다면, 처음 이 책을 펼친 이후로 얼마나 다른 기분을 느끼게 되었는지 되돌아보고 싶을 것입니다. 내적으로, 외적으로, 당신의 삶에 어떤 변화가 생겼나요? 하지만, 차크라를 통한 여정에서 어느 단계에 있던 간에, 단순히 균형이 필요하다고 의식을 하는 것만으로도 당신은 그러한 상태로 거침 없이 나아갈 수 있음을 확신하게 될 것입니다. 단지 행동을 취하는 것 만으로도 그 과정을 가속화할 수 있습니다. 지식은 힘이라고 말했습니다. 자신에 대해 조금 더 잘 알게 됨으로써, 이 책에서 제시한 기법을 삶의 과제에 적용함으로써, 균형 잡힌 온전한 인간으로서 점점 더 강력하고, 만족스러우며 즐거운 르네상스를 누릴 수 있기를 진심으로 바랍니다.

돌리 파튼 (Dolly Parton)이 말했듯이:
'당신이 누구인지 찾아라, 그런 후 의식적으로 그렇게 하라.'

용어해설

확언 Affirmation
긍정적이고 개인적으로 영감을 주는 문구로 이전의 부정적인 상태에 대항하는 강력한 치유의 도구로써 역할을 한다.

제단 Altar
명상과 묵상을 위한 초점으로 맞춘 곳으로 일반적으로 개개인의 의미 있는 소유물의 수집품들 모아 놓은 공간으로 때로는 의식(ritual)을 경험들을 확장시키기 위해 함께한다.

원형 Archetype
인간의 정서적 발달이나 통과의례의 보편적인 테마나 모델

오라 Aura
오라를 보는 능력이 있는 사람이나 오라 스캔, 킬리아 사진과 같은 경우 외에는 모두에게 보이지 않는 육체를 둘러싸고 있는 미묘한 에너지장.

차단/방해물 Block/blockage
부드럽고 미묘한 에너지 흐름을 방해하는 차크라 시스템 장애.

차크라 Chakras
신체적, 정신적, 정서적, 영적인 웰빙에 영양을 미치는 형이상학적 에너지 센터의 통합 시스템

크리스탈 Crystal
규칙적으로 반복되는 3차원 패턴의 내부 원자구조를 가진 고체물질

내분비계 Endocrine system
일련의 내분비선으로부터 생산된 호르몬을 우리 몸 곳곳으로 전달하는 신체의 주요 물리 조절 시스템 중의 하나로 이 체계는 7개의 메인 차크라 위치와 광범위하게 상응한다.

그라운딩 Grounding
완전한 센터링을 하기 위해서 지구와의 연결 유지하는 중요한 행위

상위 자아 Higher self
우리 자신의 한 부분으로써 하나로 연결이 되면 신의 보호를 받을 수 있다.

쿤달리니 Kundalini
신화에서 뱀의 여신이 깨달음을 향한 여정을 위하여 차크라를 통하여 상승했다고 한다.

링가 Lingam
힌두교 신자의 남근상. 시바신(Shiva)의 상징.

만다라 Mandala
명상과 의식의 높은 상태에 이르기 위해 보조로 사용되는 추상적인 우주의 심볼

메르디안(경락) Meridian
몸 속의 미묘한 에너지가 흐르는 통로

미묘한 신체/에너지 Subtle body/Energy
보통의 눈에 보이지 않는 진동수준에서 공명하는 우리 자아의 일부

수슘나 Sushumna
척수와 에너지적으로 같으며, 주요 차크라 시스템이 위치하는 세로로 나열된 기둥

우주 생명 에너지 Universal life force
삶에 있어서 건강과 치유에 중요한 역할을 하는 설명할 수 없는 생명의 근원 에너지

음양 Yin and Yang
고대 중국의 철학에 따르면, 자연 속에서 작동하는 두 개의 상반되지만 보완적인 성격을 지니는 힘

참고문헌

Angelo, Jack, Your Healing Power, Piatkus Books, 1994

Breathnach, Sarah Ban, Simple Abundance: A Daybook of Comfort and Joy, Transworld, 1996

Brennan, Barbara Ann, Hands of Light: A guide to Healing Through The Human Energy Field, Bantam, 1987

Dale, Cyndi, New Chakra Healing, Llewellyn Publications, 1997

Davis, Patricia, Subtle Aromatherapy, C. W. Daniel, 1991

Evans, John, Mind, Body and Electomagnetism, Element Books, 1986

Furlong, David, The Complete Healer, Piatkus Books, 1995

Gardner, Joy, Color and Crystals: A Journey Through Chakras, The Crossing Press, 1988

Honervogt, Tanmaya, Reiki: Healing and Harmony Through the Hands, Gaia Books, 1998

Hodgson, Joan, The Stars and the Chakras: The Astrology of Spiritual Unfoldment, The White Eagle Publishing Trust, 1990

Hunt, Valerie V., Infinite Mind: The Science of Human Vibrations, Malibu Publishing Co., 1995

Judith, Anodea, Wheels of Life: A User's Guide to the Chakra System, Llewellyn Publications, 1996

Karagulla, Shafica MD and Van Gelder Kunz, Dora, The Chakras and the Human Energy Fields, The Theosophical Publishing House, 1989

Melody, Love is in the Earth- A Kaleidoscope of Crystals, Earth-Love Publishing House, 1995

Myss, Caroline, Anatomy of the Spirit: The Seven Stages of Power & Healing, Bantam Books, 1997

Ozaniec, Naomi, Chakras for Beginners, Hodder & Stoughton-Headway, 1994

Raphaell, Katrina, Crystal Enlightenment, vols. I & II, Aurora Press, 1985

Simpson, Liz, The Book of Crystal Healing, Gaia Books, 1997

The Sivananda Yoga Centre, The Book of Yoga- The Complete Step-by-Step Guide, Ebury Press, 1983

Wauters, Ambika, Journey of Self Discovery: How to work With the Energies of Chakras and Archetypes, Piatkus Books, 1996

White, Ruth, Working With Your Chakras, Piakus Books, 1993

관련기관

The college of Psychic Studies
16 Queensbury Place
London SW7 2EB
(offsers a team of healers and intuitive who work with the chakras)

White Eagle Lodge
New Lands
Brewells Lane
Liss
Hants Gu33 7HY
(offers healing courses and traning, integration their own method of chakra work)

Affiliation of Crystal Healing Organizations
c/o I.C.C.H
46 Lower Green Rd
Esher
Surry KT108HD

The Reiki Association
Cornbrook Bridge House
Cornbook, Clee Hill, Ludlow
Shropshire SY8 3Q

Holistic Association of Reflexologists
92 Sheering Rd
Old Harrow
Essex Cm17 0JW

Association of Reflexologists
27 Old Gloucester St
London W1N3XX
(for general Information about Reflexology)

The Register of Qualified Aromatherapists
PO Box 6941
London N8 9HF
(for a list of registered therapists)

The Aromatherapy Trades Council
PO Box 38
Romford
Essex RM1 2DN
(for a list of essential oil suppliers)

Yoga Therapy Centre
Royal London Homoeopathic Hosptal
60 Great Ormon St
London WC1N 3HR
(for information on yoga therapy and teacher training)

Yoga for Health Foundation
Lckwell Bury
Biggleswade
Bedfordshire SSG18 9#F
(Yoga center offering courses)

색 인

ㄱ

가넷 37
가슴 31, 79
가젤 32, 79
가족 정체성 37
간 44
간질 33, 121
감각 31, 37, 51, 65, 79, 93, 107
감정 22, 23
갑상선 14, 15, 16, 31, 93
강박관념 33, 121
개성 65
개인의 힘 30, 65
객관성 30, 93, 100
결정을 내리는 것 44
결혼 33, 79
경락 135, 138
고기 33, 37
고립 33, 51
고혈압 25, 33, 79
고환 14-15, 31, 51
골격구조 31, 37
골관절염 33, 37
골든 토파즈 32, 51, 58, 129
골반 바위 운동 56-7
공격성 65
공기 31, 77, 78
공동의존 33, 79, 81
공작석 72, 73, 79, 129
과도의 활동 92
과민성대장증후군 69, 73
과민함 33, 65
과일 33, 93
관계 30, 79
관절염 25
광대함 33, 37
괴롭히기 37

교감 33, 51
교훈 33
구루 32, 121, 122-3
군주 32, 51, 52-3
귀 93
그라운딩 37, 42-3, 44-138
근육 31, 65
금 30, 120
기 18, 132
기관지의 열 94
기능장애 11, 20, 26, 138
긴장 25
꿈 87, 100

ㄴ

난소 14-15, 31, 51
내면의 고요함 33, 37
내분비계 12-13, 138
냄새 31, 37
냉담 33, 50, 51
노란색 30, 63, 64
녹내장 33, 107
녹색 30, 78
녹색 옥 86
녹색 칼사이트 79, 86
뇌 16, 17, 18
뇌하수체 14, 16, 31, 107
눈 31, 107

ㄷ

다이아몬드 32, 121, 128
단백질 33, 37
단순노무원 32, 65, 66-7
단식 33, 121
달 49
당뇨병 15, 33, 65
대뇌피질 31, 121
독단 92, 106
동기부여 33, 51
동물 32, 51, 65, 79, 93

두개골 31, 107, 121
두려움 33, 36, 53, 78, 79, 81
두통 33, 107
듣기 31, 91

ㄹ

라벤더 32, 37, 121
라피스라줄리 32, 93, 100, 107
레이키 134
로즈 제라늄 32, 107
로즈우드 32, 121
루비 37
르네 데카르트 16
림프구 15
링가 138

ㅁ

마니푸라 30, 63-75
마야문명 86
만다라 112-13, 138
만성피로/피로 33, 65, 121
만족 92
매일 질문 28-9
머스크 37
멜라토닌 16
멜리사 32, 79
명상 24, 27, 28, 50, 114, 128
명왕성 31, 50, 136
모성애 16
모순 92
모스 아게이트 44, 45
목 93, 94, 98
목 31, 93
목(5번째) 차크라 15, 30-3, 91-103, 136
목성 31, 106, 136
목통증 33, 93
몰약 32, 37, 93
몽상가 50
무아 33
문스톤 58, 79

물 31, 49, 50
물고기자리 31
물구나무서기 126-7
물라다라 30, 35-47
물리적 기능장애 15, 33, 51, 65, 79, 93, 107, 121
물병자리 31
물질적인 필요 30, 37
미각 31, 51
미묘한 몸 12, 138
미묘한 에너지 시스템 8
민감함 33, 121
밀키수정 121

ㅂ

바이올렛 30, 32, 107, 120
반사요법 134, 135
발달되는 나이 33, 37, 51, 65, 79, 93
방광 31, 49, 51
방어 메커니즘 22
방해 11, 72
방해석, 칼사이트 72, 73, 107, 114
배신 33, 79
배제 53, 78
백수정 32, 73, 121, 128
백수정 32, 37, 44, 58, 73, 79, 121, 129
백옥 121
베다 11, 25
베르가못 32, 65, 79
베티버 32, 65
벨러리 v.헌터 박사 18
보라색 플루라이트 114
보안 37, 44
부갑상선 15, 31, 93
부신 14, 16, 31, 37, 65
부위 치료 134
부정성 44
부족의 개념 36, 37, 38
분홍색 30, 78
불 31, 64

불안, 걱정 44
불안정,감정 33
불행 52
브릿지 자세 42-3
블러드스톤 32, 37, 44
비너스 31,78,136
비슈다 30,99-103
비장 44,72
비판 33, 65
빛 31,105,106
빨강색 30,35,36
뼈 31, 37
뿌리(첫번째) 차크라 14,17,30-3,35-47,41,134,135

ㅅ

사랑 30,77,78,79,80,85
사수자리 31
사자자리 31
사파이어 93,107
사하스라라 30,119-31
산달우드 32,51
산스크리트어 30
상상력 108
상위 자아 17,100,128,129,130,135,138
상응차트 30-3
상응차트 30-3
색상 30, 32, 92,106, 120
생각 31,119,120
생식기 14-15,49
생식기 31,49,51
생식선 16
생존 30,37
생체 시계 16
생체 전자기장 18, 19
선 12,14,31,51,79,93,107,121
선스톤 32,72
성 14-15,30,51,52
성적 충동 33,51
세레 33, 37

세투 반다아사나 42-3
셀레스타이트 93, 100, 121, 129
셀프 힐링 능력 26
소달라이트 93,100
소리 31,93
소유욕 79
소통 15, 30, 91, 93, 100, 119
소화계 15, 31, 65, 66
속임수 50
송과체 14,16,31,121
수성 31,92,136
수정정화 27
순교자 32,51,52-3
순환계 31, 49, 51, 79
숫양 32, 65
슈슘나 10,17,112,116,138
스바디쉬타나 30,49-61
스트레스 25,100
습관 형성 29
시각 31,65
시각화 28,50,70-4,112-13
시나몬 65
시더우드 32, 37
시상하부 16
신경 통로 23,29
신경계 14,18
신장 44,72
신체건강/피트니스 37
심령술사 32,107,108-9
심장 31,79
심장 차크라 15,30-3,77-89,136
쌍둥이자리 31

ㅇ

아나하타 30, 77-89
아드레날린 14, 15
아로마테라피 132, 134
아벤츄린 수정 79, 86
아우라 10, 12, 18-19, 138
아인슈타인 108

아주라이트 32, 79, 107, 114
아즈나 30, 105-17
아쿠아마린 32, 93, 100, 129
아파타이트 107
악몽 33,107
악어 32, 51
안수례 33,107
안정 37
알레르기 33, 65
알츠하이머 33, 121
암 31, 33, 79
액체 33,51
야채 33,79
양자리 31
얕은 호흡 33
어깨 79
어깨로 지지하기 자세 98-9
에너지 12-19
에디슨 108
에메랄드 79
에센셜 오일 132,134
에테르 31,92
연기자 32,7,80-1
연꽃 35,49,64,77,78,91,92,105,106,120
연민 33, 53, 77, 78, 80
연설 91
연수정 37,44,45,129
연인 32,79,80-1
염소자리 31
영감 100
영성 30
영양 32, 79
영적 능력 114
영적 성장 23
영적인 전사 32
오닉스 37
오렌지 30,49,50
오만 92, 106
오염물질 33
오일 32,37,51,65,79,93,107,121

옥 79,121
완벽주의 33,93
외로움 79
요가 자세 25,42-3,98-9,126-7
요소 31,63,92,105,106,120
요통 33, 51
용기 65
용서 33,77,80
우울 33, 121
우울증 33,79
우주의 생명에너지 11,17,18,20,26,132,134,138
우주의 에너지 31, 119, 120
워터멜론 토르마린 32,79,86
원형 12, 21, 138
웰빙 20,25,26
위궤양 15,33,65,66,72
윌리엄 피츠제럴드 박사 134
유전자 코드 19
육감 31,107
음과 양 49,138
음식 33,37,51,65,79,93
의성주의자 32,107,108-9
이명 33,93
인센스 32,37,51,65,79,93,107,121
인식 10, 11, 100, 105
인후염 33,93,94
일랑일랑 32,65
입 31,93

ㅈ

자각 93
자궁 31,51
자극 103
자기 개발 28-9
자기 연민 53,78
자기 의지 30,65
자기중심 37
자기중심적 32,121,122-3
자기표현 30,93,100

자백 33, 93
자부심 33,37,44,64,65,66
자수정 32, 107, 114, 121, 128, 129
자스민 32,51
자신감 33,65
자유의지 22,23
자율신경계시스템 14
자존심 65
장미 32,51,65,79
장미수정 37,79,86,129
전갈자리 31
전달자 32, 93, 94-5
전립선 31,51
전사 65,66-7
점성술 135-7
정신 활동 100
정신분열증 106
정신적 무기력 33
제3의눈(6번째) 차크라 16,17,25,30-3,105-17,136
제단 24, 138
조울증 120
조화 30,93,100
종부 성사 33,121
좌뇌의 지배 108,115
중추신경계 17
지구 31, 35, 36
지구 어머니 32,37,38,38-9,39
지구력 65
지성,감정 33
지혜 30
직관/직관성 16,30,105,106,114,136
진동 에너지/치유 10,12,26
질병 19
집단행동 38

ㅊ

차크라 시스템 8-11
차크라/에너지의 균형 152 132, 134
창세기 17

창조력 49, 51, 93, 100-1, 136
처녀자리 31
천골(두번째) 차크라 14-15,31-3,49-61,136
천식 25, 33, 93
천왕성 31,120,137
천칭자리 31
췌장 14,15,31,65,72
치아 93

ㅋ

카네이션 65
카르마 20,135
카리스마 106
카모마일 32, 93
칼슘농도 15
코 93
코끼리 32,37,93
쿤달리니 16-17,35,49,119,128,138
크라운(7번째) 차크라 16, 17, 30-3, 114, 119-31, 137
크리스탈 32, 37, 51, 121,
크리스탈 힐링 26-7

ㅌ

타이거아이 32,37,44,45
탄생 16
탄수화물 33, 65
태양 31,63,64,136
태양신경총(3번째) 차크라 30-3,63-75,136
터키석 32,93,100
텔레파시 136
텔레파시 에너지 31,106
토르마린 워터멜론 토르마린 참고
토성 31,36,135
토파즈 골든 토파즈 참고
투청력 100
튜닝 크리스탈 27
티록신 15

ㅍ

파란색 30, 91, 92
파이어 아게이트 44
파추올리 32, 37
폐 31, 79
프라나 18
프랑킨센스 32, 121
플루라이트 32, 107
피로 33, 73, 120
피로 23, 33
피부 31, 121

ㅎ

하키마 다이아몬드 121, 125, 128
학습장애 33, 107
항우울 128
해독 44
해왕성 31, 106, 136
행동 패턴 23, 39
행복 81
행성 31, 64, 78, 92, 106, 120
허리통증 51
헌신 79
헤머타이트 32, 37, 44, 45
협력 15
호르몬 12, 14, 15
혼란 33, 121
홍옥수 32, 51, 58
화성 31, 64, 136
화이트 토르마린 121
확언 29, 138
확인 33, 65
환각 33, 107
황도 12궁 135
황소 32, 93
황소자리 31
황수정 32, 51, 58
효과 65
흉선 14, 15, 31, 79

희생자 32, 37, 38, 38-9, 39
흰색 30, 120
히아신스 32, 107
힌두교 35, 49
힐링 에너지 11, 26, 128

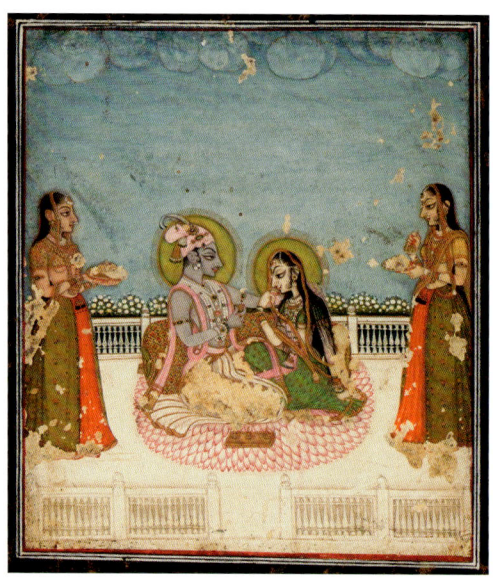

차크라 힐링

제1판 제1쇄 발행 2014년 4월 14일
제2판 제1쇄 발행 2017년 6월 10일

지은이 / 리즈 심슨

옮긴이 / 천시아

펴낸곳 / 젠북

디자인 / 정미란

출판등록 / 2013년 4월 17일 제2013-000003호

주소 / 서울시 강남구 삼성동 146-7, 2층

전화 / 02-722-8420

이메일 / zenbooks@naver.com

ISBN / 979-11-950729-2-7

이 책은 저작권법에 따라 보호를 받는 저작물이므로 무단 전재와 복제를 금합니다.
잘못된 책은 바꾸어 드립니다. 책 값은 뒤표지에 있습니다.

이 도서의 국립중앙도서관 출판시도서목록(CIP)은 서지정보유통지원시스템 홈페이지
(http://seoji.nl.go.kr)와 국가자료공동목록시스템(http://www.nl.go.kr/kolisnet)에서
이용하실 수 있습니다. (CIP제어번호: CIP2013011293)